やさしく
学ぶ
予防接種の
すべて

ねころんで読める
ワクチン

知ってるつもりがくつがえる
医療者のためのワクチン学 入門書

兵庫県立こども病院
感染症内科 部長
笠井正志

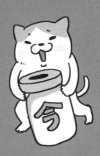

MC メディカ出版

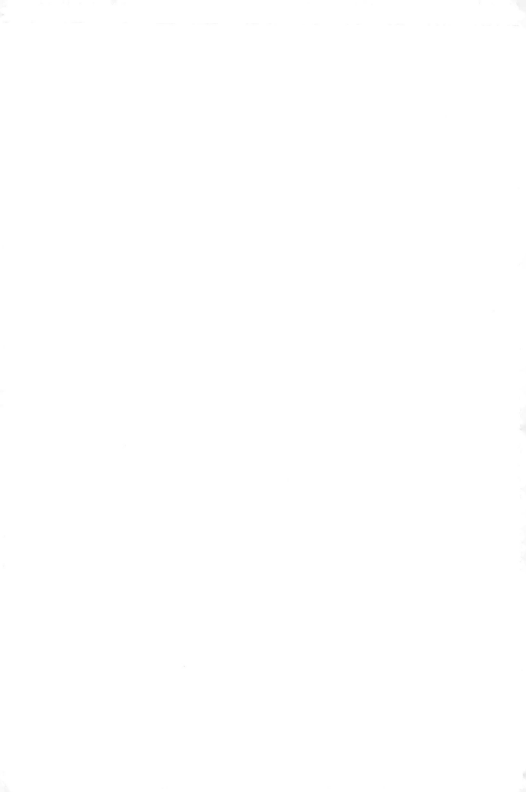

ワクチンギャップを歩んだ小児科医人生

　私は1998年（平成10年）に医学部を卒業しました。どうしても大学以外で臨床研鑽を積みたいと、よくできもしないくせに、その大変さもわからないくせに、市中野戦病院で初期ローテーション研修を始めました（今の臨床研修制度と似たステップですね）。

　2年間の地獄の初期研修が終わり、感染症と言えば小児科だろうと考えた私は、小児科主任部長が尊敬できる人格者で、かつ感染症専門医でしたので、ほとんど迷わずそのまま小児科コースに入りました。それがミレニアム2000年のことです。その頃の小児科はNICUも一緒に受け持つのが当然で、30床強の小児科病棟と20床強のNICUを10人弱の小児科医で、外来もしつつ一人当直体制で診ていました。夜間、小児科病棟では人工呼吸器をつけているRSウイルス感染症乳児も、喘息の急性期も、寝たきりの慢性患者さんも、ナース2名と医師3年目の私が漏れた点滴を確保し、NICUではナースに教わりながら急性期の超低出生体重児にサーファクタントを投与していました。

　そのような当直の夜に一番怖かったのが、けいれんの救急搬送でした。できればよそに行ってほしいと願いながらも、救急外来でこれまた怖いナースと一緒に診察し、けいれんが続いていれば当時は座薬！止まっていても細菌性髄膜炎の可能性があるため、ほぼ髄液検査を行っていました。と言うか、せざるを得ない状況でした。その頃は熱性けいれんで救急受診した乳幼児の10例に1例は菌血症で、20例に1例は細菌性髄膜炎でした。髄液検査中に急変して挿管したり、血培をとったり、教科書を調べて抗菌薬を投与したりを必死にやっていた2000年代前半でした。特に細菌性髄膜炎では、後遺症が残ったり、時に死亡する患者さんがいて、すべて自分の初期対応が下手だったからではないか、抗菌薬の選択が間違っていたからではないかと、反省ばかりしていました。

ところがその頃、米国など諸外国では、ヒブや肺炎球菌のワクチンがルーチンに導入され、髄膜炎・敗血症が減少していました。ネルソンという小児科の教科書にもワクチンの重要性は記載されていましたが、インターネットもなく日本の場末の小児医療現場にいる若手にはその情報は届いていませんでした。

　その後、2003年に小児科研修を終え、麻酔科研修を受け、「少しでも重症患者さんを救いたい、その技術を学びたい」と考えて、2004年からは小児集中治療科での研鑽を始め、その後、おおよそ10年強、重症管理と重症感染症その周辺のお仕事や院内感染対策に関する業務に興味を持って携わってきました。10年間、急性期の重症現場にいて、前半（2009年まで）と後半（2010年から）で明らかに、子どもの市中重症感染症により集中治療を要する患者さんが減ったことを実感しました。

　これは私を含め、小児科医の初期対応の腕が上がったからではないようです。そう、2010年頃よりヒブ・肺炎球菌ワクチンの国内接種が進みました。その結果、細菌性髄膜炎が全くなくなったわけです。予防接種の威力を現場でリアルに体感することができました。一方、院内感染対策に目を向けますと、水痘ワクチンが定期接種化されて以降、水痘による病棟閉鎖がほぼなくなり、また任意接種ではありましたが、ロタウイルスワクチンも導入され、脱水で重症化する子どもも、ロタウイルス腸炎が院内流行することも目に見えて減ってきました。今後はRSウイルスのワクチンなども出てくると、重症感染症で悩む子どもたちが減ることなり、科学の進歩の恩恵を次世代につないでいくことができます。

　さて、課題はまだまだあります。私は幸か不幸か、感染症で重症になった子どもを診たうえで、そのワクチン効果を実体験した年代です。これから小児医療に関わる方は、最初から重症感染症がない時代となります。そうなるといつか「感染症がないならワクチンは不要じゃない？」という言説が流布する時代が来ることも大いに懸念されます。

　そうならないように、医療の現場、若手医療者教育の場で予防医学、予

防接種の重要性を伝えるべく「語り部」として存在する義務があるのだろうと考え、本書を執筆させていただくことになりました。

　情報は常にアップデートされますので、本書に書いてある情報もいつか古くなるでしょう。厚生労働省が発信する感染症情報、予防接種情報や国立感染症研究所のエキスパートからの情報をインターネットで得て、個々人でアップデートしてください。

　私は製薬メーカーや国からの支援は全く受けていませんし、各種団体を代表する立場でもありません。ただただ自分が多くの患者さんに出会い経験し教えられ、悩み抜いて、調べてきたことを正直に書ききりました。他の類書に比べて「中立で」「人間臭い」ワクチン本になったのではないかと思います。

　本書によって読者のみなさまが、「ワクチンって何なのだろう」と興味を持ち、考えるきっかけになれば幸いです。子どもたちの未来のために、そして未来の地球のために、これからも私にできることを果たしていきたいと考えています。ご指導・ご鞭撻のほど、よろしくお願いいたします。

　2021 年 3 月

　　　　　　　　　　　　　　　　　　　　　　　　　笠井正志

ねころんで読める

ワクチン

Contents

各論

Column

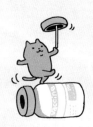

総論

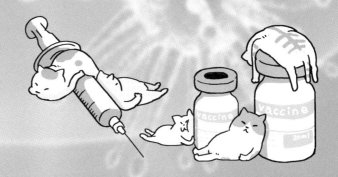

1 言葉の定義
予防接種とワクチンの違いを言えますか？

　医療・医学において定義はとても大切ですので、しっかり確認しましょう。

　端的に言えば、予防接種はシステムのことで、ワクチンは薬剤のことです。まだわかりにくいですか？

　例えますと、「予防接種を打つ」は正確ではなく、「予防接種で○○ワクチンを打った」が正しい使い方です。もう少し詳しく言うと、予防接種に使用する薬剤がワクチンであり、予防接種とはある病気を予防するために実施する行為やシステム全体のことを指します。

　予防接種には「予防接種法」という法律があります。そこでは「疾病に対して免疫の効果を得させるために、疾病の予防に有効であることが確認されているワクチンを、人体に注射し、または接種することをいう」と定められています。

　英語では、動詞では vaccinate（ワクチンを接種する）と表現し、ワクチン接種という行為そのものは vaccination という名詞になります。例文を出しますと、

　私は昨日インフルエンザワクチン接種を受けた。

　I was vaccinated against influenzae yesterday.

　前置詞に against を使っています。言い得て妙ですね。against には「拮抗する」「対抗する」という意味がありますので、ワクチンで免疫力を上げて病原体に対して拮抗するというイメージ合うかと思います。また against は「備える」という意味でも使えます。予防接種にぴったりの前置詞ですね。

　では vaccine は？　これもワクチンを表現する英語ですが、これは薬剤

を示すと考えるとすっきりします。生ワクチン alive vaccine、水痘ワクチン varicella vaccine、麻疹ワクチン measles vaccine、ワクチン製造会社 vaccine maker などです。

なお、私もついついしがちですが、vacctine と間に t を入れがちです。日本語ではついついワクチ（ti）ンと呼ぶから t を連想するのでしょう。正確に発音するにはヴェクシィン（væksíːn）ですね。知らんけど。でもよく考えると、「チ = chi」ですね。チは chi なので、t は不要。これで覚えましょう。

ワンポイント英語レクチャーもしました。ご清聴ありがとうございました。

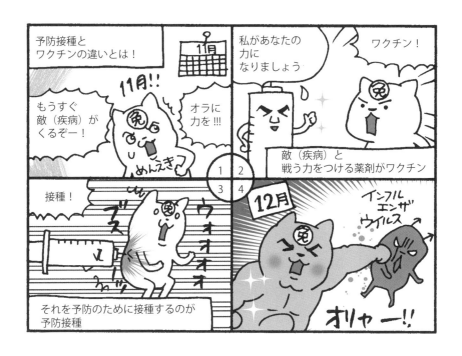

2 予防接種の意義と有効性
なぜワクチンを打つのですか？

Why, Vaccine?

　予防接種の有効性や副作用についてさまざま議論がなされていますが、「そもそもワクチンをなぜ打たないといけないのですか？」というラディカルな質問に、なかなか明快な回答はありません。重要だから、義務だから、権利だから、（定期は）無料だから、制度だからなど、当然、立場によって答えは変わってきます。しかしワクチンを接種する立場の医療者は、「なぜ、WHY!?」を考え続けることを止めてはなりません。

　筆者は2009年よりワクチン専門外来（相談、接種）をやってきて、保護者のさまざまな不安や葛藤を受け止め続け、でも予防接種を推進し続け、"Why, Vaccine？"と思考し続けたことを本総論で書き切ります。

　予防接種に対する不信、ワクチンに対する不安をお持ちの方はたくさんいます。特に日本人には、予防接種を信じていない国民性があるという研究報告があります。もちろんワクチン反対者も世界中にいて、WHOはワ

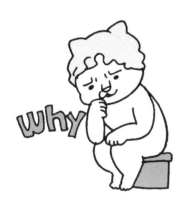

クチン忌避を健康上の驚異とも位置づけています。これほど立場が分かれ、これほど患者・患者団体やマスコミだけなく社会学者、文化人類学者などいろんな立場の方が発言する薬剤はないのではないでしょうか。

　かように予防接種とは広い分野で壮大なテーマですが、本書の総論を「ねころび」ながら通読していただくと、

予防接種の全体像をおぼろげに理解でき、ひいては「ワクチンが不安」という方へのアプローチが少し見えてくるはずです。

　少なくとも、「ワクチンは無用」とか言っている人は馬鹿だとかいう馬鹿にならないために（馬鹿というおまえが馬鹿や！）、またワクチンへの不安で接種をためらう人を一方的に非難するワクチン原理主義者にならないためにも、"WHY!?" を考え続けましょう。思考停止はいけません。

感染症対策の基本原則

　さて感染症予防では、「感染源（患者）」「感染経路」「感受性者」の3要因を考えて、それらに対して適切に介入することで、感染症をコントロールすることがポイントです。

　感染源は病院内だけでなく、市中にも存在します。市中とは、漫画喫茶であり、サッカースタジアムであり、家庭内であり、公衆トイレであり、無数にあります。また自然界にも無数の感染症が存在します。

　感染源を確実にコントロール下に置くことが意外に難しいことは、新型コロナウイルス感染症（COVID-19）流行下における感染症対策が難しいことから容易に想像できます。そもそもウイルス感染症の多くは、発病前や極めて軽微な症状の段階から感染性を有します。特にCOVID-19では発症前に感染性が比較的高く、かつ半数近くはほぼ無症状という特性もあり、感染制御が難しい状況が続いています（2021年2月執筆現在）。

　ヒトに感染するウイルスを運ぶのはヒトです。一言で言えば、ヒトはウイルスを運び、排泄しながら、市中にいるのです。もちろんウイルスは眼に見えません。また感染源の行動制限にも限界があります。例えば、2020年は米国でのCOVID-19流行は猖獗を極めていましたが、そんな米国でも11月下旬のサンクスギビングデイ（感謝祭）前にCDC長官のアンソニー・ファウチ博士が「移動しないで」と警告したにもかかわらず、1日100万人を超える飛行機の乗客があったそうです。病原体、特にウイルスは人という「乗り物」に乗って移動するというイメージです。ご存じ、人

というのは、いいことをしながら悪いこともするという複雑な生き物です。人の行動を制御するのは難しいものですし、もちろん強制的な介入は本当に必要なときだけに限定するべきです。

では、感染経路遮断はどうでしょうか。これは確実に実施できればリスクを低減できます。しかし、行動を変えるのはなかなか難しいです。例えば公衆トイレ（男性用）では使用後に手を洗わない、もしくは指先だけを濡らす、という方も多くいます。女性用は、筆者は「知らんけど」ですが、きっとマシでしょう。

一事が万事です。感染症対策も理想的で徹底的なもの、マニュアルであるほど、現場では利用されていない、ということもあります。人間がやることです。失敗、忘却、トラブルなどもあります。実施可能性を考えると、

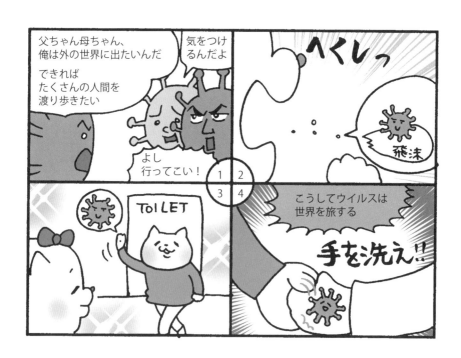

感染経路遮断で100%に近い感染防御をするなどは無理筋ってもんです。

　かように感染症対策というのは不確実なものです。ですので、予防接種で感受性者を減らし、その結果、感染源を減らすという戦略は人類が得た微生物に対する武器なのです。ワクチンは疾患特異性が高く、感染予防、発症予防あるいは自然感染時の重症化予防など、有効性の高い薬剤です。また感染の予防だけでなく、悪性腫瘍の予防にも有効です。

　しかし予防接種で予防できる感染症（vaccine preventable disease；VPD）は感染症全体と比較すると、わずかです。さらにワクチンの開発にはヒト（頭脳）・カネ（費用）・モノ（設備や費用）と、そしてその有効性と安全性を確認するために臨床研究を何度も繰り返すなど時間がかかります。

　人類の英知、汗と涙が集結して手元に届けられたワクチンを接種するのは、「今でしょ！」（古い）。すべての感染症を予防できませんが、せめてVPDくらいは今あるワクチン接種で予防することが、感染症対策の基本原則です。ここ試験に出る大事なところなので、しっかりと覚えておいてください。

ワクチンの有効性の評価

　新型コロナウイルスワクチン（mRNAワクチン）が2021年2月下旬から日本でも接種開始となりました。発症予防・重症化予防に大いに期待されています。

　さて、本稿執筆中の2021年1月に某製薬会社の薬剤について、マスメディアやSNSなどで有効性が語られています。「有効性95％」という数字がありました。では95％有効とはどういう意味かご存じでしょうか？

　実際のところ、多くの医療従事者は、95％有効とは100人に打てば95人が感染症から守られるという意味で捉えるようです。逆に言うと、5人には有効ではない。おおざっぱにはこれでもいいのですが、正確には少し間違いです。

ワクチンをはじめとする薬剤の臨床研究では、「ランダム化比較試験（RCT）」という方法で、まずは有効性が検討されます。一方は本薬（ワクチン）と、もう一方は偽薬（プラセボ）です。さまざまな研究手法がありますが、多くは二重盲検法（ダブルブラインド）という、医療者（接種者）もワクチン接種を受ける人（非接種者）も本薬か偽薬かを知らない状況での研究がなされます。これを狭義の有効性（efficacy）研究と言います。

　さて、95％有効というのは、その本薬を 10,000 人に接種して 5 人が発症、もう一方の偽薬を 10,000 人に接種して 100 人が発症したという結果が出た、すなわち発症者が 5/100（20 分の 1）で、95 人の発症を抑えた、それが 95％有効という意味です。言い換えると、95％有効というのは、打たない群に入っていれば 20 倍発症している、とも言い換えられます。90％有効だと 10 倍、80％有効だと 5 倍、50％有効だと 2 倍発症リスクがあるということです。

　有効性というのは、そうやって評価していくものとご理解ください。難しいですよね。私も時々迷子になりますが、科学研究は比較することが基本であります。

　いずれにしても、ワクチンで 95％の有効性はかなりパワフルなデータです。RCT で有効性が証明されたワクチンは可能なタイミングで速やかに接種したいものです。

　すべてのワクチン有効性が RCT だけで研究されるわけではありません。他の疫学研究として、接種群と非接種群で対象感染症の発生率を比較する「コホート研究」があります。これは実際に打ってみてからの実社会での評価です（リアルワールドデータとも言われます）。これはなかなかに手間と時間がかかり、交絡因子の影響も考慮せねばなりません。

　またワクチンの有効性研究でよく行われるのは「ケース・コントロール研究」です。これはワクチン対象感染症発症者をケースとして、同じ年代・居住地域が一致くらいなどの条件を満たす群をコントロールとして定め、ワクチン接種がその疾患の発症に関与しているかを調査するものです。

コントロール探しはなかなか困難ですが、相対リスクをRCTやコホートよりは比較的早く評価することができますので、市販後のワクチン有効性研究にはよく実施されています。ほかにもある程度時間が経過してから、国や自治体レベルで定点サーベイランスを用いて、ワクチン導入前後での新規発生率などを比較する方法もあります。このような研究を「有効率（effectiveness）研究」と言います。

　最後にご紹介したいのが、血清（抗体価）を用いたワクチン有効性研究です。「免疫原性（immunogenicity）研究」と言います。サーベイランスやコホート研究を行うにはある程度の患者数（ケース）が必要です。実際には、患者はなかなかいないものです。ヒブワクチンや肺炎球菌ワクチンが導入される前でも、日本全体でこれらによる髄膜炎はおそらく1,000人／年です。有意差を出すにはかなりの年数と人口数評価が必要となります。代わりにワクチン血清疫学を用いることで、その有効性を代入しようという試みがよくなされています。感染防御抗体の測定がワクチンの予防効果を知るには理想的であるということは言うまでもありません。同時に、感染防御効果レベルや追加免疫が必要な時期を検討するためにも血清学的評価がよくなされます。

　いずれにしても、評価は短期間で済むことがメリットです。が、人体には多様性があり（人それぞれ）、感染も多様です。ある一定の感染防御効果レベルを設定しても、超えていても感染する人はいますし、超えていなくても感染しない人もいます。

　あくまでカットオフ値は参考程度に。ですが、人は数値に弱くて、その数値に振り回されることもあります。得られるデータの解釈や適応は個人によって異なるので、データだけですべてを決めるまい、とだけ決めておきましょう。いついかなる場合でも、データは参考値です。

3 予防接種・ワクチンの種類
定期生は7、定期不活化は13、任意生は3、任意不活化は6

　定期接種と任意接種、生ワクチン・不活化ワクチン、そして 2021 年からの mRNA ワクチンなどの新しい遺伝子ワクチン。ここがワクチン勉強の肝です。というか、医師や看護師になるための国家試験の肝ですよね（2022 年の国家試験で mRNA ワクチンはヤマかも。コソコソ）。小児科専門医試験でも再度勉強するところですが、予防接種の講義や講座とかでは、まず寝るところです（笑）。本書は「ねころぶ」が寝ないで読む本ですので、最後まで読めるように頑張って説明します（汗）。

定期接種と任意接種

　予防接種は制度があるからするのではない、と青臭いことを言いましたが、制度のおかげで接種する側も受ける側も安心です。その制度の面から分類したのが「定期」と「任意」です。定期の中でも A 類と B 類とに分かれているので大変ややこしいところです。が、制度というのはそもそもややこしいものです。あきらめましょう。

　ややこしいものを理解するには「違い」を知ることと、「たとえ話」で理解するのがよいです。

　定期と任意の一番大きな違いは、お金です。定期が無料（公費＝税金）、任意は自己支払い、と割り切って覚えましょう。多くの市民の皆さんの感覚に近いのは、これです。定期はタダ（でも税金）、任意は自腹。逆に言うと、いずれも義務ではないですし、保証はともにありますし、そしてその重要性や必要性に関してほとんど違いはない、と考えてください。付け加えるなら、定期はタダなのに積極的に市町村が勧めてきます（勧めてくれます）。

ちょっとうまく（できるかな笑）例えてみましょう。

- 定期はおばさんがどんどん勧めてくる試食
- 任意はただ置いてあるだけの試食（自分でタッパーを開けて爪楊枝を刺して試食する）

どちらもおいしいですよね。でも買わざるを得なくなるのが、おばさんが勧めてくる試食でしょうか。

ちなみに2020年末の段階で、定期には20種類、任意には9種類があります。どんどん勧めてくれる試食が増えるべきですが、政策ですので公平性などの観点でルールは国が決めるものです。予防接種政策は国ごとで異なります。

生ワクチンと不活化ワクチン

生ワクチンには弱毒化された目的とする病原体が含まれ、不活化には病原体の一部の成分が入っている、という説明が多いかと思います。シンプルに病態生理的に考えれば、生ワクチンは弱く感染させること、不活化ワクチンは成分に反応（炎症）は起こるけど、全く感染させないってことです。

これが副反応や接種できないケースを判断するのに重要なポイントです。生は感染させる、だから副反応はほぼその感染症の潜伏期を過ぎたあたりに出る。不活化はそんなの関係ない（むしろ免疫反応を惹起させるさまざまな添加物の影響ですぐに熱が出る）。

生は感染させる。だから免疫不全者や妊婦さんには打てない。周囲にそんな患者さんや妊婦さんがいる場合は、生ワクチン接種後には少し注意が必要です。不活化はそんなの関係ない。なので、不活化は妊婦さんでも、安定している免疫不全者でも接種は可能です。「トキソイドもあるじゃん」

と言われますが、薬剤としての生成過程は違いますが、その本質は不活化と同じ理解でよいです。

　mRNAワクチンは、スパイク蛋白質をターゲットに免疫誘導させるものです。どちらかというと不活化ワクチンに似ていて、病原体の成分というか病原体の構成蛋白質を作る設計図を体内に入れることで、免疫誘導するものです。うまく例えた友人（長野県立こども病院感染症科の南 希成先生）がいて、例えば「免疫をつけること」を「新しい曲を覚えること」としたら、「その曲をライブで聴く＝生ワクチン」、「その曲をCDやYouTubeで聴く＝不活化ワクチン」、そして「その曲の楽譜を覚える＝mRNAワクチン」とSNSでおっしゃっていました。本人の許可を得て転載させていただきました。わかりやすいですか？

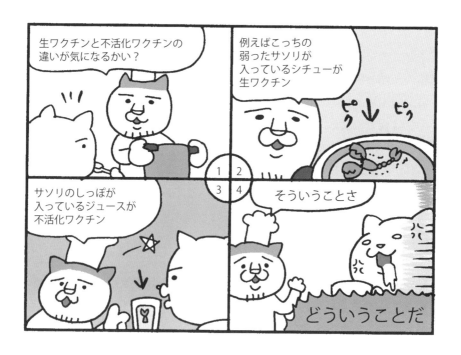

　ここから少しアドバンスですが、生ワクチンには実は2種類あります。

　その誘導する免疫作用によって分けています。すなわち、全身免疫作用を誘導する生（全身生）と局所の免疫作用を誘導する生（局所生）です。全身生には麻疹・風疹混合（MR）ワクチン、おたふく風邪ワクチン、水痘ワクチン、黄熱ワクチンがあります。局所生にはBCGとロタウイルスワクチンがあります。

　これらを分ける理由として、輸血後や免疫グロブリン投与後に生ワクチンを接種した場合に、免疫誘導が起こりにくい（＝効きにくい）ため、輸血後や免疫グロブリン投与後（小児だと川崎病の基本治療）に全身生を接種する場合は、間隔を特別にあけなければなりません。教科書には輸血や投与された免疫グロブリンの種類ごとに接種までの間隔が細かく設定されていますので、ご参照ください。

　個人的には地域で流行などがある場合は、副作用のリスクが上がるわけではないですので、あまり気にせず接種しています。ワクチンはバランスです。接種のメリットがある場合は接種するべきです。時に抗体価を測定し、不十分そうであれば、再接種を検討します（この場合、任意接種となります）。

　2020年末時点において、日本で接種可能な定期の生ワクチンは7種類、定期の不活化ワクチンは13種類、任意の生ワクチンは3種類、任意の不活化ワクチンは6種類です。しっかり覚えてくださいね。大事なことは何度でも言いますが、ワクチンは国家試験の山です。出るかどうかはわかりませんけど、予防接種は国の事業でそれを出題することには意義がありますし、出題者側からは設問を作りやすいです（コソコソ）。

4 ワクチンと免疫システム
どうやってワクチンは効くのですか？ 疫を免じる！

　免疫学とワクチンと言いますと、「自然免疫応答」「マクロファージ・抗原提示細胞・樹状細胞」「サイトカイン・ケモカイン」「ナイーブヘルパーＴリンパ球・エフェクターヘルパーＴリンパ球」「特異的免疫」など、読者がアナフィラキシー反応を起こしそうなワード続出です。本書は「ねころんで読める」がモットーですので、難しすぎてねころびながら本当に寝てしまってはなりません。

　ウイルス学、免疫学を含む分子生物学の英知を結集して作られ、手元に届けられているのが、今、私の前にあるワクチンです。科学の力と研究者や製剤メーカーの方々の良識を信じられるものです。そして本書を読む私たち大衆が、これから新しいワクチンを創薬することはないでしょう。そうであれば理屈はそこそこでよく、その意義と有効性とデメリットを正しく理解し、たくさんの情報でワクチンに対して不安に思い、惑っている家族や友人知人と対話することが大事です。そのために免疫の根本を理解しましょう。

免疫の仕組み

　病原体に対する「免疫（＝バリア）」の大まかなイメージを示します。予防接種は自然免疫と獲得免疫の２つを誘導します。

物理的バリア	皮膚・粘膜 →物理的に体内に入れない
自然免疫	好中球、NK 細胞、マクロファージ →サイトカインで抗ウイルス状態
獲得免疫	抗体（液性免疫）、細胞性免疫 →中和で感染発症予防、感染細胞の排除

　次いで、生ワクチン、不活化ワクチン、そして mRNA ワクチンで誘導される免疫応答について簡単にまとめます。

	生ワクチン	不活化ワクチン	mRNA ワクチン
細胞性免疫	○	△～×	○
液性免疫	○	○	○
自然免疫	○	△ （アジュバントあれば○）	○

注釈）強い誘導○、弱い誘導△、誘導されない×

　仕組みについて、本当に本当に簡単に 5 つの STEP で説明します。

STEP1　注射などで入った「弱毒化された微生物（生）」「抗原（不活化）」「アジュバント（不活化)」や「遺伝情報（mRNA）」は、いったん抗原提示細胞（マクロファージ）という大喰らい細胞（マクロファージは別名大喰らい細胞と言われています）に取り込まれる。
STEP2　食べたマクロファージが所属リンパ節に移動する。
STEP3　所属リンパ節でリンパ球（T 細胞や B 細胞）にマクロファージが「情報提供」（抗原提示）する。
STEP4　そのまま B 細胞へ抗原提示するのが、不活化ワクチン。T 細胞を介してから B 細胞へ抗体産生指示するのが、生ワクチンと mRNA ワクチン。

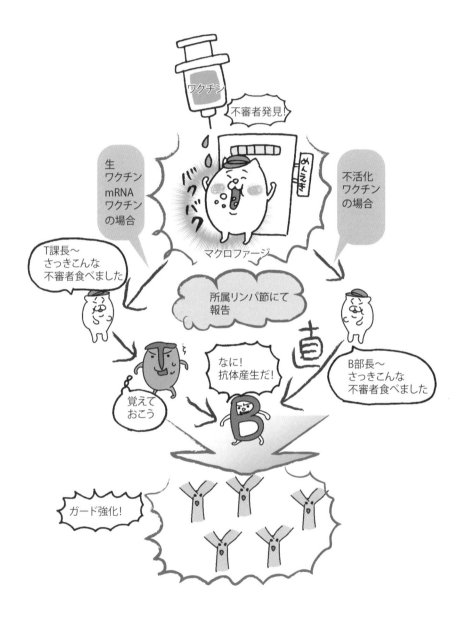

STEP5　B細胞が抗体産生することで免疫を得る。弱毒微生物やmRNA
で刺激されたT細胞は免役記憶となる。

本当にざっくりでこんな感じです。

ワクチンは究極の感染症薬剤

そもそも免疫とは、「いやなこと（疫）から免れる」という意味です。英語で immunity と書きますが、英語の言語も im-munity より税金（といういやなこと？）から免れる、免税という言葉から由来するそうです。怖い病原体も怖い税の取り立ても免れることができるとよいですが、憲法によって定められている国民の三大義務の一つとして「納税の義務」があります。ほかの二つは「教育の義務」と「勤労の義務」です。

さて、ワクチンによる感染症予防を節税（免税や脱税ではなく！）に例えつつ、ワクチン免疫学についてまとめます。

税金を納めることは一見アンハッピーですが、みんなで納めることで社会保障がなされ、その結果、個人が安心して暮らすことができます。これを感染症に当てはめますと、感染症への免疫をつけることはそれなりに大変ですが、みんなに免疫がつくことで（集団免疫）、感染症が蔓延せずに済みますし、その結果、かかることで重症化してしまう方を社会全体で守ることもできます。やや無理矢理かもしれませんが、税金と感染免疫は似た構造です。

その中で予防接種は、税理士さんのような税のプロに相談しながら納税する「節税」であり、一方で自然感染は、ガチで！個人で確定申告書類を作り「納税」するという方法です。どちらも最終的には免疫がつきますが、自然免疫はけっこうきついですし、確定申告などの納税ルールも毎年変わり、それをアップデートするのは大変ですし、経費の計算などもめちゃくちゃ面倒で大変です。

実は私はある時期まで自分で確定申告をしていましたが、近年は信頼できる税理士さんにお任せしています。お金も時間も大切です。ですので、お金のプロに指南していただきながら、きちんとルールに従って納税することで安心ですし（万が一ルール違反していないか？）、やり直しがなく

なることで、結果的に時間をセーブできています。もちろん税理士さんに
お支払いするコストはかかりますが、やり直しや「これでいいんだろうか」
とネットで調べる時間分のコストは十分回収できています。

　感染症に自然感染すると、体に知識がない段階から強い病原体にいきな
り立ち向かわないといけません。なかなかの博打です。実際、体に負担が
かかりますし、合併症のリスクはワクチンによる副反応と比較して高いと
いうエビデンスがたくさんあります。もちろん自力で確定申告することで
学びがあるように、自然感染の良さもあります。それは免疫が強い、かつ
持続するというメリットです（確定申告を自力でやるよりもずっとパワフ
ルでしょう）。しかし自力での確定申告と同様、自然感染は心身ともにき
ついです。今はワクチンの製造過程での安全性ははるかに向上しています

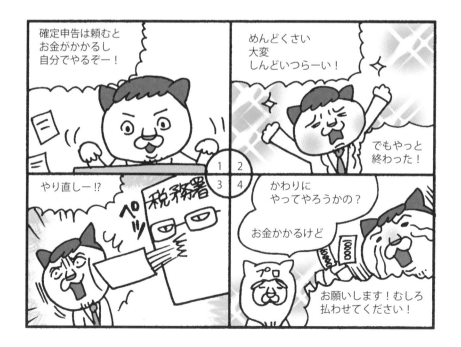

し、世界中でワクチンが100年以上にわたり使われ、その信頼性も証明されています。確定申告というつらい作業を税理士さんに指南してもらった方が楽で安心・安全なように、ワクチンがある感染症はワクチンという指南役のガイドに従って、感染症を「免れる」方が楽です。ビバ楽！ 特に人生最初の時期は楽をしましょう。

　子どもの自然感染麻疹を実際に診療したことのある最後の年代の小児科医ですが、子どもも家族も本当につらそうでした。麻疹は140ページに記載していますが、まあ新型コロナウイルス（SARS-CoV-2）もかすむ感染力と致死率です。麻疹で入院してもしなくても、重症ですのでつきっきりの看病で体力的にもつらく、また心配で心もきついです。とても楽な子育てではありません。ワクチン1本で免れるなら楽なもんです（麻疹は2本ですが、そこは置いておいて）。

　ワクチンはざっくり言えば、生であろうと不活化であろうとmRNAであろうと、大原則は基本一緒で「軽くかかったことにでき、もうほぼ終わったことにできる（免疫がつく）」究極の感染症薬剤です。

5 ワクチン接種と誤接種
押さえておきたい投与部位・ルート、同時接種、接種間隔

ワクチン接種部位・ルートとスケジュール

　誤接種として、投与の部位およびルート、同時接種がありますが、最も大事でミスが多いのは接種間隔です。新しくなった接種間隔についても説明します。

投与部位・ルート

　血中に中和抗体を誘導し、感染や重症化を防ぐのが目的ですので、注射で体内に入れるという古典的な方法がずっと採用されてきました。日本では皮下注射が多いです。一方、ロタウイルスワクチンは腸管感染症がメインですので、腸管粘液免疫を誘導する方が効率良いということで、経口投与が行われています。

　日本では筋肉注射という方法はほぼ採用されなくなっています。なぜかと言いますと、1960年代に抗菌薬や解熱薬を大腿四頭筋に筋注することで、筋拘縮症が起こることが明らかになり、1970年代後半には学会などからほぼ禁止という勧告が出たためです。

　世界標準がなんでも良いというわけではないですが、世界標準のワクチン部位は筋肉内です。実際、現行ワクチンを筋肉注射しても実験動物において筋肉に変性は起こらず安全で、かつ筋注の方が免疫学的応答は高いとされます。大腿外側中央部と上腕三角筋中央部は安全な場所です。ヒトパピローマウイルス（HPV）不活化ワクチン、新型コロナウイルス mRNA ワクチンは筋肉注射ですね。新型コロナウイルスワクチンで筋肉注射に国民が慣れ、HPV ワクチンへの心理的ハードルが下がることを願います。

　未来に経口ワクチンで効率良く血中中和抗体ができるようなワクチン製剤ができれば、注射ワクチンはなくなるかもですね。ワクチン免疫学のより一層の進歩に期待しましょう。

同時接種

　2008年にワクチンギャップが解消されだして、問題となり始めました。それまで生後半年までに打つワクチンは3種混合（DPT）ワクチンとBCGだけでしたが、2013年に肺炎球菌ワクチンとインフルエンザ菌b型（ヒブ）ワクチンが定期接種化された結果、単独接種に問題が生じました。具体的にお話ししましょう。

【症例】

　まさしくん、生後2か月（4月1日生まれ）は最初のワクチンである1回目のPCV13を6月1日（月）に接種するとします。次はヒブで6月8日（月）です。毎週通院です。そして次はPCV13を4週間あけてなので6月29日（月）、その次がヒブ2回目で1週間後（1回目ヒブから4週あけて）の7月6日（月）、その頃には生後3か月になっていますので、4種混合（DPT-IPV）ワクチン（4混）です。ヒブから1週間あけての7月13日（月）。これで3週間連続通院です。そうこうしている間に3回目のPCV13が7月27日（月）に巡ってきます。そして4混3回目まで続き、そのあとBCGが待っています。これでは大人もヘトヘトになりましたとさ。

　さらに2018年からB型肝炎ワクチンが定期接種化され、さらにさらに2020年10月からロタウイルスワクチンも定期接種化されていて、生後6か月まではワクチンのスケジュール管理は単独接種では不可能なパズルです。
　ということで、世界標準である同時接種という概念が導入されました。

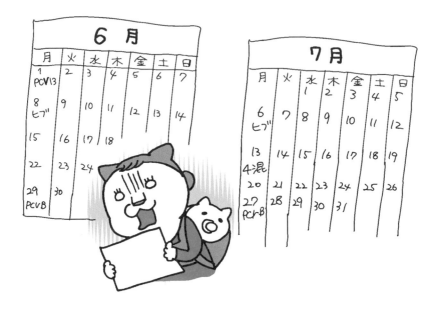

先ほどのまさしくんは、6月1日に PCV13 とヒブを同時接種、次に7月6日に PCV13 とヒブと4混を同時接種、8月3日に同じく同時接種（これでヒブ、PCV13 終わり）、8月31日に4混＋BCG でとりあえず一丁上がりとなります。

　ということで、単独接種だとまさしくんは10回通院、同時接種ですと4回で済みます。めでたしめでたしです。そう、通院回数を激減させることができるのがメリットです。「そんなのメリットなの？」と思われる方はまだ乳児を育てたことのない方です。乳児の受診は、大旅行並の出発準備、車でのベビーシート、出先でのおむつ処理、また車で帰ってきたらヘトヘトです。1回で海外旅行1回分の疲れでしょう。

　総論「9. ワクチンに気おくれすること」でもお話ししますが、ワクチ

ンにはコンビニ（convenience；利便性というか楽さ）が重要です。日本
や米国の小児科学会は「小児に推奨されるワクチンはすべて同時接種可能
で、抗体反応の低下や副反応の増加はない」と同時接種を推奨しています。
同時に打ってストレスが増えるのではないか、という意見もあることは理
解できますが、複数注射によるストレスは単独だけと変わらないです。

　もちろん「可哀想」という保護者の気持ちにはしっかり配慮するべきで
あります。最終的に本数や打ち方は保護者と十分に話し合い、関係性で決
めてよいと思います。1回目だけ1本という方法もありです。

　同時接種のポイントは以下です。

①混ぜない（ワクチンの有効性がなくなります）。

②打てる場所は上腕、大腿外側、それぞれ左右あるので4カ所ある。

③同じ場所に打つなら2.5cm以上離す。

④特にDPTを含むワクチンは腫れやすいので、DPTは単独でいいかもしれな
い。

⑤同じワクチンは交互に。

⑥痛みの少ないワクチンから（生⇒不活化、ロタウイルスワクチンを先にすると
甘みで痛みが緩和）

⑦BCGは乾燥させないといけないので最後に

［「予防接種マネジメント」（中山書店、2013年）より抜粋］

新しい! 接種間隔

　2020年10月前後でガラリと変わりました。画期的です！ 令和維新です。

【2020 年 10 月以前】

①不活化ワクチンの接種後 6 日以上

②生ワクチンの接種後 27 日以上

間隔をおいて次のワクチン接種を受けること

【2020 年 10 月以降】

①不活化ワクチン後には次いつ打ってもよい。

②経口生ワクチン後にも次いつ打ってもよい。

③生ワクチン後には不活化ワクチン・経口生ワクチンを次いつ打ってもよい。

④生ワクチン後に打つ次の生ワクチンだけは 28 日間隔をあける。

⑤同じ種類のワクチンの接種を複数回受ける場合、ワクチンごとに決められた
　間隔を守る必要がある（例：4 混同士は 20 日以上あける）。

　先ほどの同時接種しないまさしくんの場合は（4 月 1 日生まれ）、生後 2 か月の 6 月 1 日（月）に PCV13、6 月 2 日（火）にヒブワクチンを打つことができるというわけです。もちろん受診頻度は変わりませんが、極端にはこんなことが可能です。

　これも世界標準なんですよね。そもそも不活化ワクチン同士をなぜ 1 週間あけていたかというと、免疫学的な理由とかではなく、「有害事象（副反応）」を個別のワクチンごとに評価したかったからなのでしょうね。事程左様にワクチン有害事象について国は敏感になっていたのでしょう。

安全に接種するために

　安全の対象として、患者さんを守る安全管理、接種者を守る安全管理、そして予防接種システムを守る安全管理があろうかと思います。

　まず患者を守る安全管理から。打ち間違い対策として、相手の間違いと

製剤（種類と量）の間違いがあります。

　相手の間違いでの盲点として同姓、きょうだい間違い対策があります。同姓対策は当日のリストアップの段階での注意書き、きょうだい間違い対策は「一人っ子」戦術、すなわち診察室に入れるのを一人だけにしていただくことです。製剤間違い対策は古典的ですが、ルールとしてダブル・トリプルチェックをするということですね。保護者も勘違いしていることもありますので、母子健康手帳、問診票、そして添付文書で確認して接種します。

　私の外来のように数が少ない予防接種外来では可能ですが、年間万単位（日に100本単位）で接種しているクリニックなどではネームカードに打つ予定のワクチンを書くなど、さまざまな工夫があります。とにかく間違える前提で確認を繰り返す。前述のように法律が少し変更になりましたので、接種間違い報告数も減るかと想像できます。

　接種者を守る安全管理ですが、これは針刺し対策とアナフィラキシー対策になります。針刺し防止の基本は「戻さない」「リキャップしない」で、すぐに針捨てボックスに接種者が捨てることです。手袋はしてもしなくてもどちらでもよいですが、対象の患児が大暴れしそうとかであれば、介助者はした方がよいでしょう。

　アナフィラキシーは100万回に1回と言われていますが、いつどこで起こるかわかりません。目の前で発生し蘇生できなければアウト（訴訟）です。重要なのは、しっかりとした経過観察時間（おおむね30分）を取ること、そして発生したら躊躇なくアドレナリンを筋注することです。アナフィラキシーを疑っていながら、「様子を見すぎる」ことは止めましょう。判断に迷って救急病院に搬送するときも、救急車内での呼吸停止、ショックなどの急変に十分備えた搬送体制が必要です（要は医師同乗するべきです）。

　最後に、予防接種システムを守る安全管理は、危機管理と言ってもよいです。保管方法が間違っていると、せっかく痛い思いをしてもワクチンの

品質（効力）が下がり、免疫が全然つかないことになります。発注の量、搬送の（業者の）質、自院の保管用冷蔵庫の質や電源管理、そして停電など緊急時の対応などです。特に停電対応などはとても重要な問題ですので、マニュアルなどを確認し、定期的にシミュレーションをしておきましょう。

ワクチン誤接種

背筋に冷や汗ってやつです。

間違いたいと思って間違う人は誰もいませんが、人は間違うものです。

まず、安心してください。国も自治体も誰も罰しませんし、他の薬剤では10倍量とかのアクシデントはたくさんありますが、ワクチンでは10本間違えて打つことは故意でもない限りないですし、量や種類を多少間違え

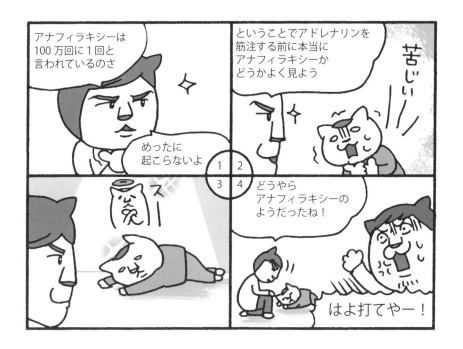

たこと単独による健康被害はまず起こりません。安心してください。

　まず間違えた場合に、最初にやるべきことは、患者さんへの謝罪と自治体への報告です。そして自治体が国へ報告します。それを厚労省のワクチン審議会が分析し、対策を考えます。

　最も多い間違いは「接種間隔の間違い」です。これが間違いの約半分を占めます（平成29年は4,025件、51.8％）。次いで「不必要な接種」（同977件、12.5％）、以下ぐっと減りますが、「対象者間違い」（同326件、4.1％）、「期限切れ」（同272件、3.4％）、「接種量間違い」（同180件、2.3％）の順です。

　平成29年では報告があった間違いは7,787件でした。ちなみに同じ年の延べ接種回数は約4,631万件ですので、0.016％です。5,000回接種で1回弱、極めて少ないと思いませんか？

　一番多い接種間隔の間違いへの対策について、どうやって防ぎ得るか一緒に考えましょう。

　筆者もB型肝炎ワクチンの3回目の接種間隔を間違えたことがあります。これは難しいですよ。B型肝炎ワクチンの接種間隔・回数は「1回目から2回目は27日以上をあける」。これはまあ、初級者でも余裕でクリアです。問題は「3回目が1回目から139日以上をあける」です。139日＝19週6日です。すなわち20週後に打てばよいのですが、アナログで診察室にあるカレンダーで「1、2、3、、、」とお母さんと確認しても、なんか間違えてしまうんですよね。16週くらいから怪しくなり、結局19週のタイミングで予約し、接種してしまいました。医事課からの指摘で気づき、すぐ謝罪し、副反応の有無など確認し、念のため抗体価もチェックし、本人には問題ないことは確認できました。でも報告書（いわゆる始末書）を書かねばなりませんし、接種代金や検査代金は病院持ちとなりました（当然です）。医学的に問題なくても、親御さんにも心配と再度通院という面倒をおかけし、社会的・道義的には問題があり、とても反省しましたし、凹みました。

間違えないに越したことはないです。ということで、同じ過ちをしないために、筆者はどうしたかについてお話しします。

　まず、予防接種外来がある前の日から準備です。すなわち体調を整えることです。「なんだそりゃ！」と思われるかもしれませんが、結構大事です。体調が悪い、機嫌が悪いと間違えやすい。これは全人類共通事項です。そして当日、外来前に同僚や看護スタッフと一緒に確認することです（ブリーフィング）。最後は実際の接種のときに、お母さんと一緒に「添付文書」と「母子健康手帳」と「接種するモノ」の三者を確認しています。

　「面倒くさいし、たくさん打てない」と思われるかもしれませんが、予防接種の意義を考えると絶対安全第一です。通常の診療よりも丁寧に。と、結局精神論ですが、医療者の義務としてそう考えています。

　同様のことで、「量の間違い」「種類の間違い」「有効期限の間違い」をできる限り防ぐことができます。ここは気合いと愛で、医師・ナース・親が三位一体となり、チームワークで乗り越えましょう。

参考：「予防接種における間違いを防ぐために（2021年3月改訂版）」はとても良い冊子です。無料でPDFがダウンロードできます。

キャッチアップは大変!

Column

　なんとなく躊躇する、日常で忙しい!(これ、子育て現代人ではデフォルト)、病気の治療などの医学的事情、海外赴任など、さまざまな事情で予定された予防接種が遅れることがあります。キャッチアップとは、『新明解国語辞典 第8版』では「優位なもの、先行しているものに追いつこうとすること」とあります。キャッチアップとは本来であれば打っているべきワクチンに追いつこうとする戦術で、遅れた理由や置かれている事情に合わせて上手に追いつきましょう。

　とは言え、なかなか面倒くさいことで、特に中途半端に始まっているとき(1期2回で終わっているときなど)に、困ってしまうことがあります。でも、燃えます萌えます(キャッチアップ萌え)!

　当院の予防接種外来では、キャッチアップスケジューリング依頼や、予防接種センター業務としての各自治体からの相談が多いです。私が重視しているポイントは、①記録を優先(海外のものは解読が難しいですが、頑張って!)、②基礎疾患がありかかりつけ医がいれば、情報を得てご意見も聞く、③できるだけ定期接種で打てないか、特例措置などがないかの確認(やはり定期の方が安心)、です。

　小児において私が参考にしているのが、日本小児科学会が推奨している予防接種キャッチアップスケジュールです。ワクチンの種類ごとに、「1回目の最低年齢」「定期接種の時期」「最後の接種の最高年齢」「最短の接種間隔」が記載されている優れものです。キャッチアップの再スケジュールは、慣れるまでちょっと難しいのですが、一つひとつ丁寧にこのガイドラインを読んでいけば、必ず解決できるでしょう。

　海外からの帰国者がキャッチアップするのに重要なことは、最短間隔で日本の規定回数の基礎接種は済ませること、日本にないもの(や互換性が不明なもの)はイチから日本の定期接種の製剤で打ち直しをすることです。

　互換性(interchangeability)に関しては、教科書で毎回確認しています。なかなか面倒くさい、こんがらかった紐を解くようなややこしい作業ですが、うまくスケジュールがはまったときの充実感はあります。ぜひキャッチアップを面倒くさがらずに、感染症から守るためにもコツコツとお願いします。

痛くないワクチン接種

　本書と同じ出版社であるメディカ出版からの超良書、児玉和彦先生の『こどものコモンディジーズ』の第1章 p.51〜55 に「痛くない!? 予防接種を目指して」として見事な記載があります。「痛くないワクチン接種」で本書でも1章割くつもりでしたが、すでに素晴らしい言説が先行してありますし、敬愛する児玉先生の本を手に取っていただきたいという思い（ステマ）もあり、ここでは『こどものコモンディジーズ』に記載されているエッセンスを紹介します。詳しい考え方や根拠などは児玉先生の名著を購入いただき、確認いただけますと幸いです（児玉先生、宣伝したよー）。最後に少し私見を述べます。

●予防接種前に家庭で親に説明してもらう。

　すなわち「何が起こるのか」「理由」「どんな感じか」を子どもに説明する、とあります。

　伝えるタイミングは、3歳以下は接種直前に、4歳以上は接種1日前がどうやらポイントらしいです。私はここまで徹底していません。痛みを減らす工夫としては、持って行くおもちゃを「選ばせる」（「　」は筆者追記）。だまし打ちは以降の不信感につながるのでしない。これは大事！

●医師や看護師は落ち着いて対応する。

　できるだけ低い声でゆっくりと話しかけましょう。気休めや謝罪の言葉、「痛くないよ！」という嘘は言わない。これは絶対原則ですね。

●接種時の工夫として

・気をそらす（例として、おもちゃ、シャボン玉、歌、ビデオ、好きなゲームなどについて話すなど）。こちら側がポジティブな姿勢を保ちましょう。

・深呼吸。3歳以上の子どもが対象。シャボン玉や風車を使うとよいでしょう。

・母乳をあげる。接種中も接種後も数分間授乳。接種直前（1〜2分前）に砂糖水を投与する。

・局所麻酔薬の塗布。保険適用外だが、海外では接種の1時間前にパッチを貼って来る。

　以上が児玉先生の著書で紹介されていました。これ以上つけ加えることも、引くこともなく、すべてに同感する素晴らしい言説です。

　採血、ワクチンや点滴などの注射という行為は、「悪しきモノ」ではなく「元気になるために必要な良きモノ」です。「注射してもらうよ！」という叱り方、つまり医師（小児科医）や看護師を悪者にするというのは、自分は悪気がなくても自己愛が隠れているしかり方で、悪手であり、あまりメリットはありません。止めましょう。そもそも子どもに嫌われることを乗り越えるハート力が小児科医に必須ではありますが。

　最後に子どもに注射という「痛いこと」はできるだけしない！ 本当に必要なときしか採血検査や点滴はしない、が小児科診療です。それにもかかわらず小児科医はワクチンを注射しています。それくらいワクチン注射が大事だということの裏返しでしょう。

　また小児科医は、ワクチン注射が上手で泣かさないです（児玉先生は10人連続泣きゼロ記録があるそうです）。子どものワクチンのことは小児科の先生にご相談ください。

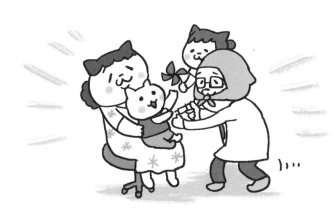

6 予防接種のヒストリア
歴史は繰り返す、歴史から学ぶ

接種政策の変遷

　法律的な面と、ワクチンギャップと言われた歴史的背景をお話しします。昭和の戦後から平成がすっぽり当てはまり、戦後の予防接種のヒストリアは、大きく3つの時代に分かれます。

　歴史の前に、予防接種の法律について少々ふれさせてください。予防接種を広く国民に実施するための法的根拠には、3つの要因があります（筆者は法律の専門家ではないので、やや過剰に簡略化した適当なものです）。それは「必要性」「安全性」、そして「倫理性」の3つです。これら法的根拠と法律の変遷が、そのままわが国の予防接種の歴史ともなります。

　（絶対に）国家にとって「必要」だから「強制」だった時代から始まり、その結果、危ない感染症はガンガン減ってきたけれど製剤そのものの「安全性」が世間的に問われ、罰則がなくなり「救済」がメインとなった時代、そしてあいまいな「勧奨」に落ち着いた時代と流れます。そして、そのまま現在に至ります。まずは「強制」時代から順に解説していきましょう。

　予防接種法は1948年、戦後まもなくに制定されました。対象は12疾患で、接種への強制力や罰則に関する規定がありました。そう、ワクチンを打たないと法律違反で「逮捕！」です。戦時中を思わせる恐るべき時代です。集団の利益が個人の権利を超えていたため、倫理的にはアウトではありますが、権利や倫理のことなんて言っていられない時代だから許されたものでしょう。また効率最優先ですので、基本、集団接種でした。おそらく注射針の交換もなかったでしょうから、当時は発見されていなかったB型肝炎などの血液媒介感染症も伝播していたものと想像します。

　強制的な接種政策のおかげで、さらには日本が経済的に豊かになり、栄養状態や上下水など公衆衛生の改善もあいまって、感染症は著しく減少していきました。感染症に対する人間（公衆衛生）の勝利が見えはじめてきました。全体的に感染症のボリュームが減ってくると、逆に副反応などの有害事象の方が目につくようになり、社会問題化してきました。そこで1976年に予防接種法第10次改正が行われ、予防接種をしないことへの罰則がなくなり、予防接種被害への救済制度が法制化されるようになりました。これが「救済期」の始まりです。

　大きな流れとしては、感染症予防は国家が正しい、望ましいという方向に国民を誘導するという「パターナリズム」という方法で介入・誘導してきました。これは時代を考えて「正しい流れ」であったと思います。しか

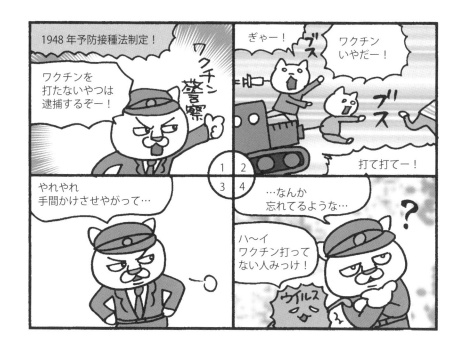

し、ここからが「ここが変だよ！ 日本」となります。その頃から国を相手に有害事象に関連した訴訟が相次いだのです。

　国民のことを考えて予防接種を一生懸命に推進してきた国としては、いいことをやっているのに「訴えられる」のはやってられない、ということを意識的か無意識的かはわかりませんが、誰かが、あるいはみんながお考えになられたのでしょうか、1994年の予防接種法第14次改正にて、接種は努力義務になりました。また予防接種不適当者が法的に制定されました。

　要は、予防接種を受けるかは自分で判断し、予防接種不適当なのかは現場の医師が問診と診察で決めなさいというように、予防接種実施の主体が行政サイドから医療現場や被接種者側（打ってもらう側）に移行してきたと言えます。

　素直に受けとれば、「制度があるから接種するのではなく、自分で必要と判断したから接種する（権利）」という、国民の自立的な態度に期待した理想的な制度に変わってきました。ところが、そうは問屋が卸しません。一般的には「救済される、救済が必要なものだなんて、予防接種は怖いもの、努力してまで受けたくないもの」と理解されるようになったためか、予防接種は大変不人気になりました。国は面倒を負いたくない、負わないで済むような法改正でした。

　そして国民が無関心になりますと、行政サイドは政策を前に進める理由はありません。その結果、法改正後の1993年から2008年のヒブワクチン導入までの15年間は、世界では新しいワクチンが開発導入され、多くの感染症が減っていましたが、日本では変わらず重症な子どもたちが毎年発生していました（各論の「1. インフルエンザ菌b型（ヒブ）ワクチン」の項目も読んでみてください）。この約15年間をワクチンギャップと呼びます。バブルが崩壊して国も国民も予防接種のことを気にしていられなかったのかもしれません。

ワクチンギャップ～ワクチン冬の時代～

　続きまして、ワクチンギャップについて簡単に説明します。

　1993年から2008年までの15年間は、ワクチンギャップ時代と呼ばれる「ワクチン冬の時代」でした。ヒブワクチン、肺炎球菌ワクチンもなく、混合ワクチンも3種混合以降はなく、同時接種もなく、B型肝炎ワクチンは母子感染対策のためだけでした。日本脳炎ワクチンも、その後のヒトパピローマウイルス（HPV）ワクチンの前哨とも言える、定期接種だがお知らせしないという奇策というかごまかしがなされていました（その間に小児の日本脳炎例が複数例あります）。

　筆者は感染症の専門家になるために勉強したときに愕然としました。この間、日本の社会背景は、経済ではバブル時代の終わり、政治では小泉政権の新自由主義時代から民主党政権までの時代です。政治経済や社会のことを一言で言うのはあまり良くないのですが、あえて言えば、日本という国は急速に経済成長した後の祭り時代で、国という単位ではなく「個人」がいい意味では尊重され、悪い意味では都合良く解釈された時代でしょう。ワクチンの意義の一つである「みんなのため」という精神は置き去りにされてきた時代だったのかもしれません。専門家や国だけでなく、国民も含めてみんなが悪かったわけです。

　ワクチンギャップについては、「国が悪い」など国の不作為過誤（するべきことをしないことでの加害）という言われ方をします。しかし、言いたくはないですが、国だけでなく国民、そして医療者側にも原因があると思います。それはホント、どっちもどっちです。

　そもそもワクチンだけではなくて、「予防医学」って地味ですからね。なかなか報われない世界ですので、ついつい後回しにしてしまうのですね。感染症では治すことより、大事かつ簡単なのは予防です。予防は「起こっていないこと」にすることですので、なかなか関心を示されませんよね。時にやり過ぎと思われたりして、「起こったこと」である有害事象が目に

つきやすくなります。

　しかし日本人はアホではなく、日本という国は捨てたものではなかったのです。

　21世期に入って、日本では「ワクチン維新」が起こりました。2008年ヒブワクチン、2009年HPVワクチン（2価）、2010年肺炎球菌ワクチン、2011年HPVワクチン（4価）、2012年ロタウイルスワクチンと不活化ポリオワクチンなど、毎年のように次々に導入されてきました。そして、それらの有効性が証明されると、次々に定期接種化されてきました。

　これらの背景には、日本での臨床感染症教育の普及があったと思います。若手医師に感染症教育を地道に行っていくことで、ワクチンの重要性を知った若手がやがて一人前の医師になり、厚生労働省官僚などとして国の中枢で活躍するようになっています。その結果、ワクチン導入が進んだものと想像します。

　教育って重要で偉大ですが、10年かかりますね。「過ちては改むるに憚ること勿れ（論語）」や「Too late is better than never」とも言います。「なんか違うな」「ギャップがあるな」と思ったら、少しでもいいからカイゼンをはじめましょう。まずは一人で、そして仲間を作って進めましょう。なんだか青年の主張のようですね笑。

　ホッと一安心していると、2013年にはHPVワクチンの積極的勧奨中止となりました。これは各論の「11. ヒトパピローマウイルス（HPV）ワクチン」でご紹介します。

　そして歴史は繰り返す。

ねころんで
読めるワクチン

Column

ワクチンをためらうことを理解するために重要な書籍

　本書執筆に際して，国内外のワクチンに関する書籍を「爆買い」しました。巷間には、予防接種についての多くの素晴らしい書籍があります。「その中でおすすめを一冊だけ」とリクエストされるとすれば、お勧めしたい一冊があります。

　ユーラ・ビスさんという詩人であり、科学ジャーナリストでもある女性（1970 年代後半生まれの白人、高学歴、社会的に恵まれた女性と自己紹介されています）が書かれた『子どもができて考えた、ワクチンと命のこと。』（柏書房、2018 年）という「エッセイ」を推薦します。

　これは、とある予防接種に関する講演会で紹介された書籍で、実はあまり期待せずに読みました。内容は、著者自身が子どもを授かってから、インターネットの情報氾濫、妊娠中に自然崇拝したくなる気持ちや、集団として予防接種を受けることの意義は十分理解しているが、そのリスクをわが子に背負わせることの違和感などについて、冷静に受け止めつつ、心情を吐露したものです。「統計と恐怖心は一致しない」という一文に私は言葉を失い、本書執筆のさまざまな観点において示唆と視座を与えてくれました。またワクチンについてかかりつけ小児科医に相談して、まったく理解されなかったすれ違いのシーンは「私のこと？」と「ドキッ」ともさせられました。

　あまたある書籍の中で本書は、子どもに「毒素」を「ショット」されることがどれだけその隣にいる保護者に心の痛みと不安を与えているかについて、「ショット」（接種）側が本気で理解し、心の痛みと不安を共有する姿勢・態度について学べる本です。子どもと保護者に優しい予防接種をしたい方は必読です。

　もう一冊、マニュアル的な本でおすすめは？ それは『予防接種必携令和2年度（2020）』（予防接種ガイドライン等検討委員会執筆・監修、公益財団法人予防接種リサーチセンター発行）です。これには日本の予防接種のすべてが書いてあります。本屋さんには売っていません。発行元に直接注文というのもレア感があってよいですよ。

7 予防接種ができないとき
予防接種不適当者と予防接種要注意者

　他の医療行為（診断や治療）などと比較すると、なぜか軽く見られがちな予防接種です。ですが、予防接種は法によって規定されています。法律を守ることは、子どもでも知っている国民として基本的なことですので、ここは大人である医療者も親もしっかり守りましょう。法律ですので、違反したら法律違反です。

　しかしまあ法律の問題点は、法律用語というものは、日本語で書いてあることはわかるのですが、なんて書いているのかわからないということです。私の読解力の問題だけはないはずです。ですので、頑張ってかみ砕いて説明します。

予防接種不適当者

　そもそも、「不適当者」という言い方が少し気にくわないです。私も平和に残りの人生を生きていきたいので法律違反はしませんが、気にくわないものは気にくわないと言いたい時もあります。

　9つの「不適当者」カテゴリーがあります。ざっくり書きます。

---

　1. そもそも必要ない。

　2. 明らかな発熱（通常、37.5℃以上）

　3. 今！ 急性疾患罹患中

　4. かつて、その成分でアナフィラキシー発症

　5. 妊娠（MR ワクチン）

　6. ケロイド（BCG ワクチン）

7&8. かつて受けた：母子感染予防措置を受けた（B型肝炎）、高齢者の肺
炎球菌ワクチン

9. 予防接種を行うことが不適当な人

　原文はちんぷんかんぷんですが、ざっくり言うとこんな感じです。解説
が必要ですね。

　1、7、8は「すでに過去に済み」です。母子健康手帳の記録を確認しま
しょう。記録があるのに、それ以上の接種は不適当というか、不要ですよ
ね。

予診票（問診票）でチェックするべきポイント

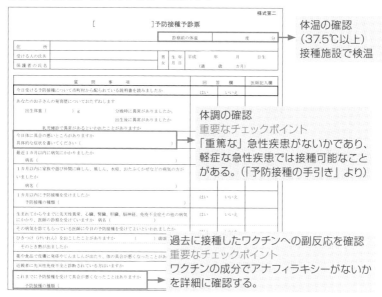

体温の確認
（37.5℃以上）
接種施設で検温

体調の確認
重要なチェックポイント
「重篤な」急性疾患がないかであり、
軽症な急性疾患では接種可能なこと
がある。（「予防接種の手引き」より）

過去に接種したワクチンへの副反応を確認
重要なチェックポイント
ワクチンの成分でアナフィラキシーがないか
を詳細に確認する。

これらに「はい」があっても即「不可ではない」
もう一度詳しい状況を問診し、診察する。

2と3は「今、病気」ということです。特に感染症に罹患しているときには予防接種は受けない、受けさせない。すなわち、「健康なときに予防接種を受ける」が原則です。風邪を繰り返す小児が、定められた定期接種の期間ですべてのワクチンを接種しきるのは、体操の内村選手級のウルトラ難易度です。ここは重要な問題ですので、丁寧に解説させてください。

　一番頻度が高く、そして難しいのが「発熱」問題です。数値化されていて一見客観的ですが、重要だが不確実、曖昧な指標であることを臨床医は知っています。そもそも、平熱問題があります。37℃が平熱の方もいますし、35℃が平熱の方もいます。同じ37.5℃でも前者は＋0.5℃の上昇であるのにひきかえ、後者は＋2.5℃の上昇です。個人差があるものですが、その個人差も評価できません。自己申告を信じるしかないのです。大人では詐病（嘘の熱）もあります。

　しかし、子どもはわかりやすいです。特に小児科医は、物言わぬ子どもの様子を見てパッと「これは大丈夫」「これは危険」と判断するのが得意です。ですので、体温は絶対値ではなく、それ以外の様子で決めることが大事です（55ページのコラム「母の手当てで平熱だとわかる」もご参照ください）。それができないなら、体温で決めて他の時期にするか、他の小児科医にワクチン接種について相談してください。

　まず、ぶっちゃけますと、子どもの発熱には「ぐったりな発熱」と「元気な発熱」、そして「どちらとも言えない発熱」があります。ぐったりは3の急性疾患中で、赤ちゃんが39℃でハーハーしてしんどそうな時（見た目が悪い時）には、誰がどう考えてもワクチンは打ちません。3番目の「どちらとも言えない発熱」は元気側にいくか、ぐったり側にいくかはその段階では不明ですので、そこは保留にして、経過を見ることになります。臨床的には、元気で軽症で誰がどう見ても感冒（鼻風邪）で、おうちでは36.9℃、予防接種前に再測定したら37.6℃。これは子どもの"あるある"です。ここが小児科臨床医の腕の見せどころです。

　微妙な発熱の時、ワクチンを接種しますか？　以下のチェックリストが

すべてイエスであれば私は接種することが多いです。

☑ まずは保護者との関係性が良い（かかりつけ）。

☑ もう一度しっかり頭の先から爪の先まで身体診察ができた。

☑ 軽度な身体所見しかない。例：咽頭所見のみ

☑ 保護者に「打ちたい」という強い意思がある。

　ただし上記のチェックリストを満たしさえすれば、すべての場合で接種するわけではありません。大事なのは接種側の姿勢であり、保護者と接種者との関係性です。

　予防接種は多くの場合、対象者が子どもで、自己決定できません。保護者が代理人として子どもの代わりに決定します。ワクチンを打つ・打たないという決断は最終的に保護者がします。大事なのは向かい合う関係性（正面での対峙姿勢）ではなく、一緒に並んで同じ方向を向く関係性（横並びの姿勢）だと思います。予防接種で目指すことは「子どもの健康」です。これに向かって同じ方向を医療者と保護者が向けるようになれば、ワ

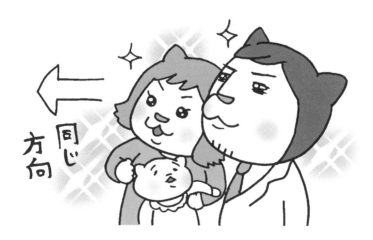

同じ
方向

クチンなんて基本的には怖くないものです。

　4〜6は法学的だけなく、医学的にも禁忌です。個人的に6のケロイド問題（体質？ 接種部位にケロイドの存在？）はよくわかりません。そもそもケロイド体質ってどうやって生後半年くらいで評価できるのでしょうか。

　いろいろお話をしてきましたが、大事なのはバランスです。子どもの健康のためにワクチンを打つのか、今ワクチンを打つと場合によってはしんどくなる可能性・危険性があるので保留するのか、それでも打つのか。打つことも愛、今、打たないことも愛。最後は思いやりと関係性で、代理人同士が同じ方向を向いて愛と勇気の決断をすることです。決して適当ではいけません。凡事徹底するのがプロフェッショナルです。

予防接種要注意者

　「要注意！」とは、大変きつい言葉ですね。予防接種要注意者とレッテルを貼られたら、即ワクチンを打てないものと、保護者だけではなく予防接種に慣れていない医療従事者も直感的に思ってしまいそうです。要注意者への接種こそ、かかりつけ医、小児科医、ナースの信頼性の証と腕の見せどころです。

　予防接種要注意者＝打てない（要注意だから、やめましょう）は完全な誤解ですし、予防接種要注意者＝打つことが難しい（だから要注意！）も半分正解・半分間違いです。正解は予防接種要注意者＝予防接種が「要」な人という意味です。注意するべきポイントを見極め、ちゃんと注意して打ちましょう、という意味の「要注意」です。くどくて申し訳ないですが、予防接種要注意者は「予防接種を必要としている」人のことです。ここは試験に必ず出る重要ポイントです（国家試験？ 知らんけど）。

　もちろん要注意者は、「注意を要する」というそのままの意味です。考え方の軸を提示します。まず、「免疫不全」があるかないかが最初のステップです。免疫不全があると、打てないのが生ワクチン（総論「3．予防

予診票（問診票）でチェックするべきポイント

様式第二

[　　　　　]予防接種予診票

- 疾患名は具体的に聞く。
- 熱性けいれんの中に Dravet 症候群が混じっている。
- アレルギーや免疫不全、ありなら詳細に。

接種・ワクチンの種類」参照）です。

　免疫不全に関する問診事項は要注意！です。「はい」とあれば、さらに問診で診断の追究が必要です。すなわち、免疫不全を疑う10の項目（54ページのコラム「原発性免疫不全症を疑う10の徴候」）について追究します。ここから先は小児科専門医、小児感染症専門医などにお任せください。

　免疫不全の項目に「はい」がなくても、子どもが免疫不全であることもよくありますので、普段診ている子ども（乳児）に、どうも成長が遅い、下痢で何度も受診している、重い中耳炎や肺炎を繰り返すなどの既往歴があれば、一度立ち止まって原発性免疫不全を疑ってください。

　治療による免疫不全もあります。ステロイド、悪性腫瘍やリウマチ・腎疾患などで免疫抑制薬を使用していることでも免疫不全状態となります。これらの患者さんには治療を担当している疾患担当の専門医がいますので、

担当専門医からワクチン接種に関してどのように説明されているのか、保護者に聞いてみてください。接種に一定の不安があれば、そのような状態の患者への接種に慣れている小児感染症専門医に接種を依頼してください。都道府県単位で予防接種センターがありますので、接種相談などに乗ってくれるはずです。ご相談ください。日本小児感染症学会などが発行している「小児の臓器移植および免疫不全状態における予防接種ガイドライン2014」および「小児の臓器移植および免疫不全状態における予防接種ガイドライン（追補版）2020」もありますので、参考になさってください。

　次の確認事項は免疫不全ではない要注意者への対応ですが、一言で言えば「注意して、しっかりワクチンを打ってあげてください」です。もともとの基礎疾患やワクチンへの副反応であるアレルギーなどの既往のため、

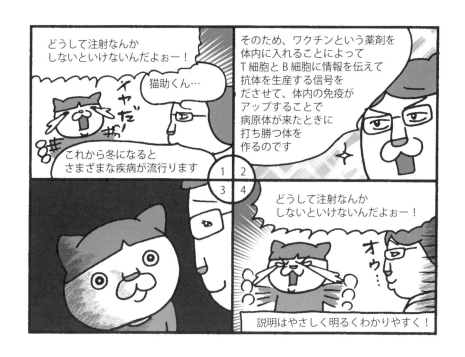

紛れ込みも含めて有害事象が起こりやすいからです。例えばチアノーゼ性の先天性心疾患がある子どもでは、当然ワクチンは痛いから泣きますよね。泣くとチアノーゼは悪化します。酸素の準備は必須ですし、痛くないワクチン接種の工夫がより必要です。

　さまざまな基礎疾患がある子どもは普段から治療に耐えて頑張っていますし、自分の病気のことをよく理解しています。なぜ予防接種をしないといけないのかを、正確に正直に伝えて、本当のことを大人が真剣になって話しましょう。「だまし討ち（打ち）」はいけません。

　「前回アレルギーが出た」に関しては、今回接種できるかどうかには問診が重要です。よく注意して問診して対応しましょう。アナフィラキシー以外は、おおむね接種は可能ですが、今回こそアナフィラキシーになるかもしれませんので、アナフィラキシー対応の準備をしつつ、接種後はしばらく病院にいて、帰宅前にはバイタルサインなど確認しましょう。

　アナフィラキシーに対応できない？　それは予防接種をしてはいけない施設です（ここはちょっと厳しく言っておきます）。ワクチンだけでなく、どんな薬剤でもアナフィラキシーは起こりえます。火災訓練と同様に、シミュレーションを定期的に行いましょう。

　「毎回ワクチンで熱や局所反応が強く出る」も要注意者になります。これは生物学的な要注意というより、心理学的にサポートが必要という意味で、患者さんや保護者の心配をよく傾聴し、よく注意して接種してあげてください。ワクチンと一緒に優しさも接種してあげてください。「スマイル無料」みたいなイメージで。ワクチンは思いやりです。

原発性免疫不全症を疑う10の徴候

　原発性免疫不全症候群は小児難病の一つで現在200を超える疾患に分類され、1,000人を超える患者さんが日本にいます。まれで経験数が少なく、症状の出方、症状のバラエティはさまざまで、なかなか診断が難しい一方、原因の多くは免疫系に働くタンパク質に関係する遺伝子異常です。一過性・良性のものから命に関わる疾患まで、重症度もさまざまです。

　原発性免疫不全者と予防接種との相性はことごとく悪く、特に細胞性免疫異常の診断前に乳児期の生ワクチン（ロタウイルスワクチン、BCG）は接種したくないです。一方、免疫不全症はワクチンで守ることのできる感染症に極めて弱いので、周囲がしっかりワクチンを打って患者さんを守りましょう（集団免疫・コクーン戦略）。

　以下のような徴候があれば、原発性免疫不全症を疑うきっかけになります。これは産前教育や1か月健診での確認が必要ですね。助産師さんや産科の先生にも広く知っていただきですね。

---

①乳児で呼吸器・消化器感染症を繰り返し、体重増加不良や発育不良が見られる。

②1年に2回以上肺炎にかかる。

③気管支拡張症を発症する。

④2回以上、髄膜炎、骨髄炎、蜂窩織炎、敗血症や、皮下膿瘍、臓器内膿瘍などの深部感染症にかかる。

⑤抗菌薬を服用しても2か月以上感染症が治癒しない。

⑥重症副鼻腔炎を繰り返す。

⑦1年に4回以上、中耳炎にかかる。

⑧1歳以降に、持続性の鵞口瘡、皮膚真菌症、重度・広範な疣贅（いぼ）が見られる。

⑨ BCG による重症副反応（骨髄炎など）、単純ヘルペスウイルスによる
脳炎、髄膜炎菌による髄膜炎、EB ウイルスによる重症血球貪食症候
群に罹患したことがある。

⑩家族が乳幼児期に感染症で死亡するなど、原発性免疫不全症候群を疑
う家族歴がある。

以上の 10 サインの重要な使い方を説明します。

乳児期に生ワクチンで問題になる重要な徴候は、①と④（1 回でも！）、⑦
（4 回→ 1 回）、⑩ですね。⑩は産前、せめて出産後、遅くても 1 か月健診ま
でに確認します。①④⑦は 4 か月健診で確認したいです。そうすればぎりぎ
リロタウイルスワクチンと BCG に間に合います。

Column 母の手当てで平熱だとわかる

いい話っぽいタイトルですが、これはいい話です。

「触ったら熱かったので体温を測りました」は、小児（時間外）外来で保
護者からよく聞く語り口です。すごいのはその先で、その正確性についてシ
ステマティックレビュー研究がありました。すごいですね。結果はなんと感
度 89.2％、特異度 50％ という結果でした [Teng CL, et al. *J Trop
Pediatr.* 2008; 54(1): 70-3]。

そもそもこの研究は、発熱を見つけるために、体温計がどこの家庭にもな
いような発展途上国（特にマラリア流行地など）で、母の手の感覚を体温計
の代替えにできないかという仮説のもとにされたようです。特異度が低いの
で「見つけにいく（rule in）」というより、感度が高いので「除外（rule
out）」に使える所見です。すなわち「『触って熱くない！』はきっと大丈夫

だ！」と言えそうです。「触って普通だな」は平熱としてもよさそうです。Fever phobia（わが子の発熱恐怖症）という難治な「症候群」を緩和するのに使えそうです。

　「数値」はパワフルです。37.6℃から38.0℃への変化ではまず重症感染症を示唆することはないのですが、「上がった」という数値的事実に翻弄させられますよね。

　ということで、パッと見て子どもが元気で、哺乳も良く、食事も食べられていて、触って熱くないなら「体温を測らなくてよい」と伝えてもいいんじゃないですかね。また別の論文ですが、何度か手で測っているうちに確度が上がるということも言われています（正解率が8割くらい増すそうです）。

　子どもの感染症では、まずは冷たい体温計ではなく、お母さんやお父さんの（じいじ、ばあばでも）手で感じましょう。それはすなわち「手当て」にもつながります。

　子どもが感染症になるということは、大人（親）が子どもを手当てでき、子どもが大人（親）からケアしてもらえる良い機会でもあります。タッチで愛を伝え、愛を感じる。そんなことも大事と思うわけです。ぜひ伝えていただきたい子育てスキルです。

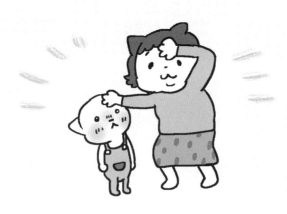

8 予防接種による健康被害
ワクチンの有害事象はどう判定するのですか？

予防接種のリスク

　いきなりですが、予防接種は完全ではないです。ひねくれた言い方をすると、安全ですが完全ではない。なので、100％安心なものではない。まあ、この世に100％安心なんてあるのでしょうか（遠い目）。ワクチンを接種していたとしても、その個人に対して目的とする疾患への効果を100％保証しているわけではないです。そもそも、100％という絶対的なものは神様かインチキだけです。

　逆も真なりで、新しい薬の有効性を調べる二重盲検試験（ランダム化比較試験：RCT）を実施すると、プラセボ（偽薬）側でも多い場合は3割程度でその有効性を認めることがあるそうです。人間って不思議です。というか複雑なものです。

　リスクのない薬はないです（クスリを逆に読むとリスクです）。ワクチンも薬です。ワクチンは、近現代に世界中の科学者の英知を結集して作り上げた、極めて有効で安全な薬剤です。ですが、予防接種が有するリスクは0％ではありません。実際に、これまで予防接種による有害事象によってたくさんの命が失われ、重症な後遺症を抱える人たちがおられます。また、ワクチンには、今わかっているリスクもあれば、今わかっていないリスクもあります。

　リスクはゼロか100ではなく、どれくらいのリスクがあるのかが大事です。数値化できれば最高ですが、ハイリスクかローリスクか、その中間くらいか（ミドルリスクか）程度の概算でも十分です。それで言えば、重大な事故のリスクとしては、ルールを逸脱した危険なスポーツ事故（例、コ

ース外でのスノボ）はハイリスクで、自動車運転事故はミドルリスク、労働災害などの仕事中の事故は厚生労働省などの懇切・丁寧な管理・指導のおかげでミドルリスクからローリスク寄りです。それらに比べると、予防接種による重大な事故のリスクはスーパーローリスクですね。ざっくり飛行機事故並と考えてよいでしょう。

副作用と副反応、そして有害事象

さて、よく聞く言葉で「副反応」と「副作用」があります。どちらも「薬剤投与後に起こる本来の目的以外の事象」を示唆する、臨床医にとって聞きたくないイヤな言葉です。その違いをさらっと知っておきましょう。さらっと、で結構です。細かいことは本質的ではありません。

副反応：クスリそのものの作用により出た症状
副作用：クスリによって体が反応したことによる症状

このようにザッと定義されます。その線引きは "むつかしくないですか〜（女子高生風）"。なので、本書ではあまり意識せず、どちらも使います。そもそも英語では、サイドエフェクト（side effect）として、まるっと一緒にされています。

むしろ似ているようで少し違う「有害事象」というワード（用語）があります。こちらの概念は大事ですので、正確に理解しておきましょう。ワクチンという薬剤自体の副作用のリスクは極めて低いですが、予防接種に伴う有害事象がそれなりにあります。極論、「予防接種のために受診した後にクリニックの入り口で転倒して骨折した」も有害事象になります。有害事象の定義は「薬剤投与後に起こった患者本人にとって好ましくない有害な事象のすべて」です。英語ではアドバースイベント（adverse event）です。

いずれにしても、有害事象は起こってほしくないものです。大事なこと

は、それが真に予防接種と関連があるのか（真の健康被害）、それともないのか（紛れ込み）、です。真の健康被害と確定される条件として、以下のものがあります。

【Myers らの論文（*Do Vaccines Cause That?*）より】

①最初の症状がワクチン後に起こったか。

②副反応は、ワクチンを接種した患者だけで、接種しなかった患者には起こらなかったか。

③ワクチン副反応を引き起こす科学的説明は可能か。

④ワクチン以外の理由が副反応を引き起こすか。

⑤もし、生ワクチンが使用された場合、そのワクチン株が同定されたのか。

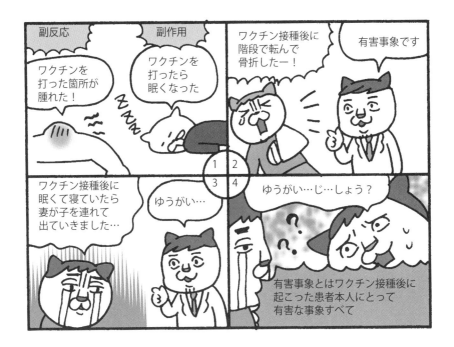

①と②は前後関係や状況で、③〜⑤は科学的検証の必要性のことですね。特に③の科学的にワクチンと関連していると想定できる事象は以下のように考えられます。

生ワクチン：元々の病原体の病原性を引き継ぎ増殖するので、実際に合併症も起こりうる。実際に起こる副反応は生体内でのウイルス増殖ピーク時である。

不活化ワクチン：自然免疫系への刺激、炎症反応（サイトカイン）が副反応と関連する。

ワクチン成分：添加物へのアレルギー反応がありえる。

その他：免疫応答の結果、自己の細胞を障害することもある。

　上記の論文が、イコール予防接種有害事象の定義ではないです。しかし、考え方として「状況」＋「客観的証拠」があり、総合的に診断していくことが必要、ということです。あるもないも、なかなかクリアカットに言えない、グレーゾーンが多く、なんとも口ごもるのが、有害事象というものでしょう。

　あえて強引にまとめると、これまでの予防接種有害事象に関する裁判所の判定事例を参考とすることになります。「科学的に確固たる証拠がなくても、時間的に高度の蓋然があれば因果関係あり」と見なす考え方が、一定の参考になるでしょう（種痘後脳炎に関する東京高等裁判所判決）。

　ワクチン側からすれば「推定有罪」ですね。かなり厳しいですが、予防接種というシステムはそれくらいに厳密なものです。だからこそ逆に安心だと思いませんか？

9 ワクチンに気おくれすること
ためらいから始まるワクチン啓発

　いよいよ本書『ねころんで読めるワクチン』の本丸です。ここが一番大事なところです。ここをちゃんとしっかり書き切れば、この執筆を引き受け、真冬の朝1時から3時起床で電気ストーブに当たり震えながら執筆した苦労が報われます。どうぞ、ねころびながら最後まで読んでください。

「ワクチン躊躇」は生きる本能

　本書の読者はどちらかというとワクチン接種を推進する立場の人が多いと想像します。そのような立場の方々に問いかけたいです。ワクチンを拒否する人、否定する人を否定していませんか？ 私のようにワクチン相談外来を長年やっていますと、ワクチンを推進する医療者からの強くて厳しい言葉に傷ついたという患者さんの声を聞くことがあります。

　ワクチン推進の名において「絶対」的な正義などありません。そもそも何であれ「絶対」を掲げるのはインチキです。

　私には「すべては相対的でどっちもどっち」という信念があります。ゼロか100かではなく、その間のどこかですし、それは時により移動するものです。時々で価値観は変わってよいと思います。そんなこと、ないですかね。

　さて、2019年にWHOは「2019年の世界の健康に関する10の驚異」を発表しました。その中の一つに「ワクチン躊躇（vaccine hesitancy）」があります。Hesitancyは "the failure to do somethings immediately or quickly because you are nervous or not certain：心配や不確実なので、すぐにはできないこと" と英英辞典（*Cambridge Advanced Learner's Dictionary & Thesaurus*）で定義されています。要は、「心配だからすぐにはしない」

という非積極的ではありますが、「十分に事前吟味してから判断する」という落ち着いた態度と言えなくもありません。また、日本語の「躊躇」は絶対に手書きできない美しい漢字ですが、「足へん」の文字が2つあり、なんとなく足が前に出ないって意味なのですかね。一応、私の大好きな『新明解国語辞典』（2020年に第8版が出ました！即買いです）で正確な意味を調べてみますと、「そうすることに気おくれがしたり、決心がつかなかったりして、ぐずぐずすること」とあります。「さすが新解さん！」ですね。躊躇って、ただぐずぐずしているだけで、「No」ではないってことですよね。またまた勉強になりました。

　生まれたての可愛い幼子に針を刺し、病原菌の一部を体内に入れること（そうすること）に、気おくれして決心がすぐにつかなくて、ぐずぐずする。まあ、いいじゃないですか。私はそれがむしろ親として正常なように思えます。

　「躊躇」「ためらい」「ぐずぐず」からワクチン啓発は始めるべきではないでしょうか。「躊躇」「ためらい」や「ぐずぐず」って、「なんかおかしい」という直感であり、それって生きる本能ですよね。この本能のおかげで人類はさまざまな天敵から逃れることができ、生き延びてきました。不確実で、なんか不安なときにいったん保留するという知性とも言えます。

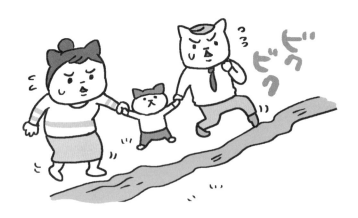

「ためらってなくて、さっさと行け！」って戦時中的なイメージで、どうしても個人的には嫌悪感があります。「いいからさっさと打ってしまえよ！」も同様です。同様です、同様！

確かに限られた時間で我々は仕事をしないといけませんので、ぐちゃぐちゃ言う患者さんに出会うと、さっさと仕事を済ませたいという気持ちになるのもわかります。でも、その矛先を患者さんに向けるのはプロフェッショナルとしては未完成です。その矛先をシステムに向けて、改善させていくのがプロってもんです。

例えば、患者数が多いならば時間単位の予約枠を減らせばいいことですし、なかなかハードルは高いですが、ワクチンスケジュールに弾力性を持たせられないかを考えるべきです。1日でも過ぎれば「定期扱いしません！」というお役所仕事がエベレスト並に高いハードルですが。

ワクチン躊躇を通じて、子どもやご自身の健康について考える機会になるといいなと思います。私の小さな夢は、お役所・患者さんの顔が見える小さな村で、細々と「ワクチンと健康相談外来」をすることです。万が一開業することになったら、はるばるいらしてください。

躊躇やためらいのある段階の保護者の方を「説得」しようとするのは、テクニックとして間違っています。「急いては事をし損じる」という格言通りに、歩調を合わせる（ペーシング）という心理学的なアプローチが大事です。極論を言えば、ためらっている方は「ごゆっくり！」でいかがでしょう。「納得できるまで一緒に考えますね」というアプローチができる予防接種担当の医療職、行政職を養成し、かつ予防接種行政も弾力的であるべきです。

なぜ「決まり」が「人間（の不安）」より優先するのでしょうか。ぷんぷん（げきおこ）。

ワクチン接種は義務？

次にワクチン躊躇で問題になるのが、ワクチンが義務であるという思い

込みです。「義務なんだから躊躇するなよ」と予防接種施行者は無意識的に勘違いしています。

　かつて、ワクチンは義務なのか権利なのかという狭いお題で、某雑誌（『レシピプラス』18巻4号、2019年）の1章まるまるを書いたことがありますが、それをリバイス（バージョンアップ）したものを書きますね。

　予防接種は定期接種であっても義務ではありません。制度があるから義務、行政から連絡があるから義務、無料だから義務、なんてことは一切ありません。不安で躊躇していたものの、医療者から「義務を果たせ」と言われて深く傷ついた患者さんや親御さんを外来でフォローしています。彼らはほぼ一様に、「ワクチンよりも人が怖い」とおっしゃっていました。

　そもそも義務を果たさないと権利が得られないかのように話されることもあります。どういうことかというと、予防接種という義務を果たしてこそ、保育園などの日本人コミュニティに入る権利を得られると無意識的に思っている人もいます。怖いです。憲法や法律のどこにも予防接種は国民の義務であるという記載はありません。また、権利は義務を果たしてこそ与えられるという考えはマッチョすぎ、ヤバすぎます。そんな国には住みたくありません。

　権利とは生まれながらにすべての国民に与えられているものです。人間らしく生きる権利を与えられて、国民は義務を果たすのです。義務を果たしたから権利を与えられるのは、根本的に間違った思想です。

　また、予防接種における国民の権利とは何でしょうか。それは、予防接種で健康に生きることのできる権利です。言い換えると、健康になるためにワクチンを打ってもらえる権利です。それを準備するのが国家の義務です。その準備には、国民が安心できる信頼性の高い薬剤や接種場所の確保、納得して接種してもらえるように情報提供をしっかり行うことが含まれます。そして、万が一の有害事象が起こった場合には、十分に救済するという義務が国家にあります。予防接種で感染症を予防することと健康被害があれば救済するということは、予防接種法という法律の第一条に書かれて

いるものです。頑張れ日本国！

反ワクチンを語る

　では、アンチワクチン（反ワクチン）はどうでしょうか。これを語ることを多くの医療従事者は避けがちですが、本書はねころびながら本質を語ることを目的としていますので、論じることを避けてはなりません。

　ちなみに反ワクチンについて書かれた書籍は、2000年以降20冊くらいあるそうです。もちろん、いくつかは読みました。が、読むとかなり精神的にシンドイ気持ちになりますし、全部読む暇もないので、反ワクチンの言説のすべてを知った上でのお話はできません。いろんな論点があるので、具体的にお話ししていきますが、その前に大きく言うと「反ワクチン派」と「反・反ワクチン派」の論争は宗教論争に例えることができます。

　私は学生時代に洗礼を受けたクリスチャンですが、キリスト教信仰の根源は「イエスが死んで復活した」をまず信じることです（不勉強な信徒で、間違っていたらすいません）。キリスト教を信じない仏教徒の方からしたら恐らくは理解困難ですよね。でも、仏教徒でも結婚式は割とキリスト教式ですよね（笑）。互いに認め合って、受け入れ合うことができなくもないです。ワクチンに関しても、互いに受け入れられることと受け入れられないことがあります。具体的にいきましょう。

ワクチンは毒？

　「Yes！」です。大小あっても病原体を入れますからね。私は常々そう思っています。ただし、そもそもすべての薬剤が毒ですし、だいたい毒から薬剤って作られています。抗生物質も元はカビですしね。

　毒をもって毒を制するということわざもあります。毒をあたかも正義かのように行政システムに組み込み、意識的にも無意識的にも「強制」させている感があるのは私も時折目にし、耳に入ることがあり、眉をひそめることもあります。

自然感染の方が免疫がつきやすい?

「Yes」であり「No」であります。「免疫がつく」を、まず狭い意味でその対象となる病原体に感染しないこと（免疫学的には「獲得免疫がつく」）と定義します。

ワクチンも100%ではありません。ワクチンそのものの効果が低い（例：インフルエンザワクチン）、体質、保管状況が悪いことによる力価低下などで十分な「免疫がつかず」、ワクチンを打ったのに感染することはありますので、痛い思いをしたのに「免疫がつく」を達成できない場合があります。そういう意味では、自然感染が狭い意味での「免疫をつける」のは、間違いなくそうだと言えます。自然感染でも二度感染することがないことはないです。しかし、細かいことは置いておきましょう。

多くの方が誤解しているのが、広い意味での「免疫をつける」方、すなわち体が強くなるという意味ではないでしょうか。これは全然関係ないです。むしろ麻疹などは、自然感染すると麻疹への対応で手一杯で他の感染症に対応できなくなり、二次的感染しやすくなり、とても危険な状態になります。水痘でも同様なことがあります。

ですので、自然感染の方が「免疫がつく」というのは「Yes」でもあり「No」でもある、ということです。感染して免疫をつけるより、3食バランスよく食べ、運動し、笑い合って過ごす方が免疫をつけることができると思います。

ワクチンは医師や製薬会社や政治家の利権のため?

わかんないです。利権かどうかは知らないですが、でもそういう目で見れば、どちらかと言えば「Yes」なんでしょうね。

利権とは「（業者が政治家・公務員と結託して得る）利益を伴う権利」と定義されます（『新明解国語辞典 第8版』）。結託しているかどうかまで、私のような街場の病院小児科医には全然わからないですが、製薬メーカー

が利益を獲得するために、マーケティング活動などでさまざまな権利を得ようとしているのは、資本主義としては当然でしょう。少なくとも、ワクチン実施の場に製薬メーカーの方が堂々と来られて「こっち使ってくだされば菓子折を、その下に小判を」と時代劇風にされたことは、医師人生で一度もありません。

　また、ワクチン承認に至る過程は可視化されていますので、賄賂が横行しているとあっという間にばれますし、ばれたときの企業イメージ低下のリスクを犯してまでするとは思えません。まとめますと、企業なので広い意味では利権活動はするでしょうけど、ワクチン企業にすり寄った政策を展開することはあり得ないのではないでしょうか。

　しかしながら、本当の闇を知らない街場の小児科医の意見ですので、こ

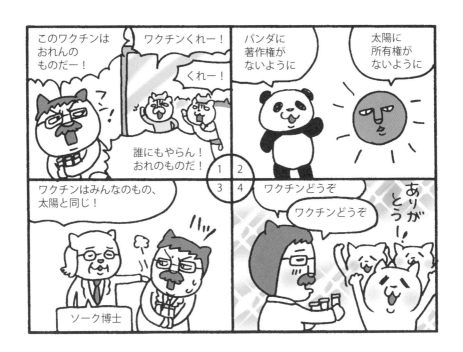

れこそ知らんけど、です。馬鹿と思われるかもしれませんが、ワクチンに関わる人や組織を信じたいと思います。

　こんなエピソードで、このパラグラフを締めたいと思います。それは、ポリオウイルス生ワクチン開発のリーダーであったソーク博士の「ワクチンは太陽と同じ、みんなのもの」というお言葉です。太陽に特許がないように、実際に博士は特許申請をされなかったそうです。涙涙

ワクチンと自閉スペクトラム症が関連している？

　1998年、超著名な医学雑誌であるランセット誌にMMRワクチンが自閉症の発症に結びつくことを示唆する論文が掲載されました。これはもちろんデータねつ造であり、完全にアウトの「反科学」ですので「No！」です。

　しかし、自閉症をワクチンのせいにでもしたかったという歴史的経緯は理解しておきましょう。当時は自閉症というものは「母親の愛情不足」が有力な原因とされていました。ワクチンで自閉症になるよりも、きつくないですか？　この時代は自閉症を持つ親（特に母親）は深く傷ついていたと想像します。そのときにこのような論文が出て、自閉症の子どもを持つ多くの親は救われた思いをなさったと思います。

　このように物事にはいろんな側面があるということです。ワクチンは健康な人に広く投与するため、さまざまな「難しい病気」との因果関係があるのではないかと疑われることがあります。それらの多くは医学的に無関係と判断されるでしょう。しかし、そこには苦しんでいる人が実際にいることを無視しないで、また訴えを非合理的なものとして冷たく受け流さないで（否定するために全力で医学知識を動員するのではなく）、互いに何とか信頼し合い、温かくムード対話ができないものでしょうか（遠い目）。

ワクチンを推進するために

　さて、この節もだいぶ長くなってしまいました。では我々「推進派」は

どうすればよいかです。WHO が言うように、「ワクチンをためらうこと」は世界の健康への驚異ではあります。我々医療者というのは、問題があるとついつい解決したくなるものですが、解決はするが「急いては事をし損じる」です。私が好きな言葉「ゆっくり急げ」とも言えます。

　急いで不安を解決することは不可能です。とは言え、放置しておけばよいわけではありません。辞書（『新明解国語辞典 第8版』）に不安は「不結果（最悪の事態）に対する恐れに支配されて、落ち着かない様子」とあります。最悪の事態を考え、できるだけ備えることはリスク管理としては正しいです。問題はそれに対する恐れに支配されることです。その支配をできれば良い方向にもっていけるといいですね。

　とにかく最悪なのは、ワクチンへの不安を煽ることです。他人を不安にさせること、不安にさせるだけの情報発信や不安に乗じて他者を操ろうとすることは大問題です。そうではなく、不安には個人差があり、感じるものはしょうがないので、それに対して我々「推進派」は粛々と予防接種を過誤なく進め、健康被害があれば正直に届けるなど透明性高く行動し、有効性や安全性などを報告していくことしかありません。

　ワクチンをためらう3つの大きな要因として、3つのC（complacency、confidence、convenience）があるとされます ［MacDonald NE. *Vaccine*. 2015: 34(33); 4161-4］。すごく覚えにくいですが（と感じるのは私だけでしょうか）、順に complacency は「無頓着」、confidence は信頼ですが、ここでは逆で「不信」、convenience は利便性ですが、ここでも逆で「不便さ」と訳します。

　無頓着、不信、不便。この3つがワクチンをためらう重要なポイントです。これらに対して変えられるものから変えていきましょう。無頓着と不信には正しい情報提供が大事です。この世の半分は SNS でできていますが、SNS ではワクチン「嫌」の言説がワクチン「好」より、まだまだ多いです。

　医療者は嘘やデマなどの情報にはきちんと反論し、正しい情報を提供す

る必要性があります。また残りの不便に関しては、まだまだ工夫の余地が
あります。不便の中には「お金がかかる」もあります。必要なのにまだ定
期接種になっていないワクチンがあります。ワクチンは太陽です。太陽は
無料です。ワクチンも原則無料であるべきです。

　また、地域によっては接種側の都合が優先され、ワクチンがスムーズに
接種できない自治体もあると聞きます。変えられるものはないか、いつも
鵜の目鷹の目でどんどん改善して、子どもにも大人（保護者）にも優しい
ワクチン接種体制をつくっていきましょう。

　長い節になってしまいました。すいません。でもまだ言いたいことを言
いきれた感はないです。要は躊躇するのは正常、むしろ躊躇しないで済む
ような社会づくりを官民一体となってコツコツとやっていきましょう。世
の平和のために汗を流したいと思います。

ワクチンへの信頼度が高い国、低い国

　2015年9月から2019年12月までに、世界149カ国で行われたワクチ
ンに関する290件の調査データが統計学的に解析、分析されて2020年9
月に公表されました。28万人を超える人が回答した、世界でも最大規模の
ワクチンへの信頼度に関する研究です［de Figueiredo A, et al. *Lancet.*
2020;396(10255):898-908］。

　調査項目は「安全性（ワクチンは安全だと思う）」「重要性（子どもたちが
接種することは重要だと思う）」「有効性（ワクチンが有効である）」の3つ
の項目について、各国でどれだけの人が「強く反対」か「強く賛成」か「強
く反対も強く賛成もしない」という意見をとるかでした。そして調査開始前
後でどれくらい変化したかも評価されました。

　さて、結果です。

　「ワクチンが安全であると強く同意する」と回答した割合が多かったベスト3です。1位がアルゼンチン（89.4％）、2位は同率でリベリア、バングラデシュ（86.1％）でした。「ワクチンが重要であると強く同意する」と回答した割合が多かったベスト3です。1位がエチオピア（96.3％）、2位はアルゼンチン（95.7％）、3位はバングラデシュ（95.1％）でした。「ワクチンが有効であると強く同意する」と回答した割合が多かったベスト3です。1位がエチオピア（86.6％）、2位はアルゼンチン（86.3％）、3位はモーリタニア（81.9％）でした。

　ざっと眺めてアルゼンチン、エチオピア、バングラデシュが予防接種に対して信頼度が高いということがわかります。

　さて、我が国はどうだと思われますか？「安全か？」は8.9％と下から2番目で、「有効か？」も14.7％と下から3番目でした。安全性と有効性についての信頼度は世界最低レベルということがわかりますね。

　さらに2015年と2019年を比較したところ、日本は信頼度が低下した（安全性、重要性、有効性の3つに強く反対する）割合が上昇していました。ほかにもインドネシアやナイジェリアなど合計9カ国でも信頼度ポイントが低下していました。

　日本でHPVワクチン恐怖が広がっていることが世界中に報道やSNSで拡散された結果ではないか、とも考察されています。

　ワクチンに否定的な団体からすれば、「日本がワクチンを止めた！」と都合よく解釈され、日本の政策変更がいわゆる「ワクチン拒否」を世界中に広げた可能性があるとも言えます。世界は狭くなっています。自国の問題だけでは済まない事案が今後ますます増えていくことでしょう。心配です。

ワクチンをためらう保護者へのささやき戦術

　ワクチンの勉強会を各地でさせていただいています。Q＆Aコーナーでほぼ必ず質問があるのが、「ワクチンを拒否される、躊躇されている親御さんを何と言って説得すればよいですか？」です。

　まあこの手の問いの基本的間違いを指摘することは置いておいて、一つのアイデアとしてお聞きください。「そんなのズルい」と言われるかもしれませんが、どんな非難があっても、保護者がワクチン否定を考え直すきっかけになるのであれば、いかなる手段もとりたいという信念を持っています。

　すごくシンプルなのですが、「ワクチンを打っていないと医療従事者になるのにとても困難が伴います」とお伝えすることがあります。学生実習とかできないですもんね。もちろん前後の文脈との整合性があり、いつも機械的に言っているワードではありませんし、関係性ができていることが前提ですが、割とカウンターパンチのように効きます。

　もちろん「医者はいいよ〜」か「看護師さんになるとメリットがあるよ〜」とか、そんな功利的なことを言っているのではありません。こんなに小さいのに注射なんかされて、「この子が可哀相」という親心に一定は共感します。しかし、子どものことを考えているようで自分の不安を「この子が可哀相」に転換しているわけであり、親としてやや未熟ではありますよね。この子が先に病気になって苦しむより、注射をしないことで痛みや不快をなくしたいという今のメリットを優先してしまう。今を優先してしまうこと、これを行動経済学では「先送り効果」と言いますかね。

　「医療従事者になれないかも？」程度で有効なカウンターパンチになるかどうかはわかりません。しかし、ワクチンを打たないと「この子は医療従事者になれないかもよ」と、視点と心を彼・彼女の将来のことに向ける作業をしてみる。親としての考え方をしっかり、成熟させることが大事です。10代のお父さん・お母さんでもしっかりしている人はたくさんいます。成熟とは心の問題で、年齢とは関係ありません。なお私は医師・小児科医師になって良かったと思いますので、ぜひワクチンを打って未来の小児科医になってほしいものです。

10 基礎疾患とワクチン
原則を押さえること、各論的に考えること

　本項では基本、小児の基礎疾患についてお話しします。基礎疾患のある子どもたちは移植などの手術や輸血を受けることも少なくないです。とても質問が多い、手術や輸血とワクチン接種の間隔についてもお話しします。

　基礎疾患や併存疾患などいろいろな呼称がありますが、ここでは多併存症（疾患）も基礎疾患とさせてください。

原則

　まずは安全性（①）から考え、次に接種しない場合に起こりえる最悪事態を想像し、本人・保護者とメリット（②）を共有します。最後に良いタイミング（③）を見極めることが大事です。

①安全性

　免疫不全者に生ワクチンを接種すると（ワクチン株に）感染するので、原則的には打てないです。それ以外のことはすべて相対的・個別的に判断するものであり、一律に決めるものではないです。

　基礎疾患のある子どもの保護者は、ワクチンの安全性だけでなく、基礎疾患があるからこそワクチンで守れる疾患からよりしっかりと守りたいと考えておられます。ふんわりなんとなくで「やめましょう」とは言わないこと！

②メリット

　ワクチン接種の対象となっている疾患は命を奪うくらい重症で、かつ有効な治療法がないか、少ないものです。基礎疾患があることで、より一層

その感染症により全身状態が悪化することが予想される場合は（重症化リスク）、正しく恐れるために情報を共有することから始めましょう。

③タイミング

免疫調整するようなさまざまな治療からワクチン接種までのタイミングが有効性に影響を与えます。具体的には、ステロイド製剤はある期間にわたり一定量以上投与されていれば、中止後1か月は間隔をあけることがルーチンとなっています。移植後の不活化ワクチン接種は最低半年、生ワクチンは2年程度あけることが学会などから推奨されています。これらの推奨は経験的なものが多く、新しい知見によって変更されることも多々あります。常に情報をアップデートするようにしましょう。

一方、免疫グロブリンや輸血製剤は同時に入ってしまう抗体のために予防接種による免疫誘導が有効になされない可能性があるため、ガイドラインに準じてタイミングを決める必要性があります。

また、全身麻酔手術との前後間隔もさまざまな職種の「思惑」が入り乱れ、はっきりと決めていない現場が多いですが、最終的には関係者と話し合い最適な間隔を決めるべきです。後述の各論「全身麻酔とワクチンの相互作用」を参考にしてください。

各論的に考える

予防接種要注意者としてリストアップされているものをピックアップしました。多くはその分野の専門学会に対して厚生労働省の関係者がご下問され、それを各学会が回答するという形式であります。学会というのはその専門分野では最強ですが、その他、特に感染症に関しては得てして「？」というものもありますので、学会の意見と並列に適宜、教科書など世界標準の意見（主に米国小児科学会）とそれらをミックスした笠井の解釈を入れます。

心血管系

①重篤な心不全がある者

②低酸素発作を有する者、痛みにより発作の誘発に注意すること

③心筋炎、心膜炎、川崎病、心内膜炎、リウマチ熱の急性期にある者

④川崎病罹患後はγグロブリン製剤が投与されているので、注意を要する。

⑤無脾症候群：肺炎球菌ワクチンの適応である。

⑥慢性の心疾患を有する小児では、インフルエンザによるリスクが高いゆえ、
　インフルエンザワクチンの接種が望ましい。

[日本小児循環器学会の見解（2018 年 12 月）より抜粋]

　しかし、注意と推奨が入り乱れていますね。誰も指摘しなかったのでしょうか。そう、①から④が注意で、⑤と⑥が推奨です。

　①は急性なのか慢性なのか不明ですが、急性心不全で入院して強心薬を投与されているときは当たり前ですが、接種できません。③は急性期なので安全性の観点から接種は不可能でしょう。

　ポイントは②ですね。低酸素発作は先天性心疾患であるファロー四徴症の患児で特徴的で、泣くなどすると胸腔内圧が上昇し、静脈還流が減り、もともと少ない肺血流がさらに減少して、低酸素血症になります。最悪、心停止します。そうです、泣かせないことがポイントです。一方でこのように先天性心疾患を有する児が重症感染症になると、容易にショックに陥ります。ですので、ワクチンで守ってあげるべきです。

　では、どうすればよいかと言いますと、現在の心臓の状態（専門用語では血行動態）を確認していただき、今後どのような手術がいつ予定されているかを確認します。（根治）手術までの期間が短いのであれば、手術し

て血行動態が改善してから接種するのがベターでしょう。一方で、しばら
く（だいたい半年くらい）手術できないのであれば、ワクチンで守れる感
染症を予防するためにも接種を積極的に考慮したいです。

　ほかにも、伝播リスクである兄姉がいる、集団保育しているなどであれ
ば、よりもっと積極的にワクチンを打ちたいですね。これは患者さんとそ
の心臓の状態をよく知る主治医としつこく話し合ってください。当院では
感染症内科が積極的に関与し、このように必要だけれどハイリスクな患者
さんの接種を担当しています。院外からも受け付けています（宣伝）。

　④に関しては「γグロブリン（輸血）後の生ワクチン」で後述します。
ご参考になさってください。

　⑤⑥では重症化リスクがあるので、しっかりワクチンを接種しましょう、
です。特に⑤は侵襲性肺炎球菌感染症（IPD）のハイリスクですので、肺
炎球菌ワクチン（PCV13）の基本セットに加えて、23価肺炎球菌ワクチ
ン（PPSV23）とペニシリン系薬予防投与も加えた"バリューセット"で
いくのが得策です。

　細かくは施設ごとにやり方が違うかもしれませんが、当院では2歳を過
ぎたらPPSV23を任意接種していただいています。そしてアモキシシリ
ンを5歳まで予防内服していただいています。無脾症候群患者さんでの
IPDは一気に悪化しますので、早期認知と対応が親御さん、そして小児科
医において大事です。原則、無脾症候群患者に発熱を見たら、すぐに血液
培養を採取し、入院して抗菌薬投与です。

　米国小児科学会発刊の *Red Book 2018〜2021* でも、当院のやり方と同
じ推奨に加えて、インフルエンザ菌や髄膜炎菌の予防接種も強く推奨して
います。また、予定外科的脾臓摘出では手術2週間前にヒブ、肺炎球菌、
髄膜炎菌の予防接種を完遂しておくように推奨しています。当院ではヒブ
ワクチンの予防接種歴は当然確認していましたが、髄膜炎菌ワクチンも確
認し、今後接種を検討したいと思います。

腎疾患

　日本小児腎臓病学会の見解では、以下の①〜④は接種を控えるとされています。

①プレドニゾロン（PSL）2mg/kg/ 日以上：これは生ワクチンも不活化ワクチンも

② PSL または免疫抑制薬内服中の生ワクチン接種

③急性期のワクチン接種

④その他、医師が不適当と判断したとき

その他の注意点

・移植予定者は抗体価獲得まで複数回の生ワクチン接種が必要である。

・ステロイドや免疫抑制薬内服中の不活化ワクチン接種は、その後の抗体価をモニターし、必要に応じて追加接種が必要である。

・通常、術前1か月前のワクチン接種は控えられている。腎臓疾患を有する者は尿路系や移植などの手術を受けることが多いため留意を要する。

［日本小児腎臓病学会の見解（2018 年）より抜粋］

　②に「ただしがき」があり、水痘だけは特別で、免疫抑制薬なしで PSL 1mg/kg/ 日（20mg/ 日）未満、または隔日投与 2mg/kg/ 日（40mg/ 日）未満であれば接種可、そして周囲の感染症状況などに応じて医師の判断により接種可能と記載があります。

　これはどう考えたらいいのでしょうか。後述するステロイド使用者の項目を参照してください。個人的には生ワクチンは②の「ただしがき」であれば水痘以外も可能ですし、そもそも不活化ワクチンは①の条件でも可能と考えます。

　なお、その他の注意点に記載のある「不活化ワクチンを抗体価モニター

しながら接種する」ことは通常の免疫抑制薬では原則行いません。

悪性腫瘍

原則

・完全寛解期に入って、細胞性免疫能が回復した時点で接種を行う。

・維持療法中の生ワクチン接種は推奨しないが、必要性が高い場合は免疫
能をチェックし、時期を見て接種を行うことが可能である。

[日本小児血液・がん学会の見解（2018年9月）より抜粋]

　これは単なるつぶやきですが、「免疫能」とは何か、どうやって評価（チェック）するのか、かなり深い課題ですね。難しい。あくまで評価の指標としては「数」ですが、本質的でないかもしれません。

　CD4やCD8などのT細胞の細胞数は比較的簡便に測定できますので、使用されることが多いです。ただし測定できる＝正しい指標ということではありません。

重症心身障害児

原則

・主治医または予防接種担当医が個別に接種する。

・全身状態が落ち着いていれば、現行の予防接種は接種して差し支えない。

・接種対象年齢が過ぎていても、接種して差し支えない。

[日本小児神経学会の推奨する予防接種基準より抜粋]

　重症心身障害児では発育障害やけいれんが問題とされ、ワクチンを打っ

ていないこともあります。一方で施設では感染症が流行しますので、ワクチンの重要性は高く、有益性が上回ります。

リウマチ・膠原病疾患

原則

・生物学的製剤治療中における不活化ワクチン接種は抗体獲得がおおよそ正常、副反応の発現も健常者と比して増加しない。基礎疾患も不活化ワクチンでは増悪しない。よって、不活化ワクチンはスケジュール通り接種可能。一方、生物学的製剤治療中における生ワクチン接種はワクチン株による発症が否定できないので行わない。

・少量ステロイドもしくは免疫抑制薬使用下の生ワクチン追加接種は慎重かつ注意深く行う（倫理委員会承認が必要）。

[日本小児リウマチ学会の見解（2018 年 11 月）より抜粋]

とても妥当だと思います。しかし倫理委員会も判断が難しいでしょうね。基準があるとよいのでしょうが、それは後述の「ステロイドとワクチン接種の原則」でお話しします。

低出生体重児

・予防接種の原則は、一般乳児と同様に適応する。

・入院中でもワクチン投与は「暦年齢」で行い、投与量も添付文書通りで可能。

[日本新生児成育医学会の見解（2018 年9月）より抜粋]

在胎 23 週 500g で出生すると、生後 2 か月では体重が 2kg もないこともしばしばありますよね。それでも通常通り「暦年齢」で通常量（0.5mL の PCV13 と 0.25mL のヒブおよび B 型肝炎ワクチン）を接種する頑張る赤ちゃん！ すごいエラい！ 褒めてあげてください！

けいれんの既往（熱性けいれん、てんかん）

以下、「熱性けいれん診療ガイドライン」などを参照に作成された熱性けいれんを持つ小児への予防接種基準（抜粋）です。

・現行の予防接種は実施しても差し支えない。←これ重要!

・熱性けいれん後から次の接種までは最大でも2〜3か月程度にとどめる。←ずっとしない、ではない。

・発熱時にジアゼパム予防投与を検討してもよい。最終発作から1〜2年、もしくは4〜5年までの投与がよいと考えられるが、明確なエビデンスはない。

・ACTH 療法後は6か月、次の予防接種まであけるが、個別差があるので主治医と相談して判断する。

［日本小児神経学会の見解（2018 年 10 月）より抜粋］

熱性けいれんやてんかん発作が、ワクチンによる発熱で誘発されることは医学的に正当な因果関係であり前後関係（ワクチン→熱→発作）です。けいれんは目の当たりにすると本当にとても「恐怖」ですので、保護者の慎重にしたくなる気持ちはわかります。ですが、今の不安のために未来を犠牲することも正しくないです。間はあけても最大で 3 か月が妥当でしょう。

いまだに熱性けいれんを起こせばワクチンが接種できないというような推奨をなさる先生がいらっしゃいますが、間違っています。時にジアゼパムを使用しながらワクチン接種をすることもありますし、ジアゼパムを自宅で使用することの安全性は長い歴史で証明されています。予防接種を避

けることは、その後の集団生活に支障を来します。今と未来のトレードオフですが、かかりつけ主治医との信頼関係があれば、それなりの対策で十分安全に対応可能です。

免疫不全者とそれに準じる基礎疾患

　先に笠井の見解を記載します。

　原則一律の対応は望ましくなく、ワクチンによるメリットもデメリットも大きく、エキスパートとしての個別対応が必要な対象群となります。ワクチンの専門家である小児感染症医とその疾患のエキスパートである主治医が対話をすることが重要です。打つにしても打たないにしても、その子のことを一緒にしっかり考えるアドボカシーマインドが重要です。できることなら先に予防接種を済ませることです。

　発病前に十分免疫がついていれば安心です。もしも予防接種が終わっていなければ、免疫不全になる治療（移植）や手術（脾臓摘出）前に事前に接種を済ませましょう。

　では個々に解説してまいります。

①**免疫不全を来す疾患（例：白血病などの悪性腫瘍、移植後など）**

　生ワクチンは避けるべき、が原則ですが、疾患も多岐にわたります。「小児の臓器移植および免疫不全状態における予防接種ガイドライン」（日本小児感染症学会）を毎回参照してください。

②**免疫不全を来す治療を受けている患者（ステロイド使用者）**

　上記と同様ですが、ステロイドについて解説します。

　ステロイドとワクチン接種の原則

　・ステロイド開始前にワクチンを済ませる（不活化ワクチン2週間前、生ワクチン4週間前）。

　・不活化ワクチンはステロイド中でも終了直後でも、いつでも可能（できるだけ早く）。

・ステロイド局注、吸入、点眼は生ワクチンに影響しない。

・ステロイド生理的補充：（投与中でも）いつでも生ワクチン可能

・ステロイド中等度まで（2mg/kg/ 日もしくは体重 10kg 以上なら 20mg/ 日 まで）：（投与中でも）いつでも生ワクチン可能

・ステロイド大量短期（＞2mg/kg/ 日、＜ 14 日）：ステロイド終了後、生ワ クチン可能

・ステロイド大量長期（＞2mg/kg/ 日、≧ 14 日）：ステロイド中止後、4週 間経過すれば生ワクチン可能

　もちろん基礎疾患によっては上記通りにしないこともあります。「小児 の臓器移植および免疫不全状態における予防接種ガイドライン」や各疾患 に関連した最新のガイドラインを参照することが大事です。最新のものを 利用してくださいね（古いガイドラインは「害ドライン」）。

　また、生物学的免疫応答調整製剤も「小児の臓器移植および免疫不全状 態における予防接種ガイドライン」をご参照ください。

③ 先天性／後天性免疫不全症や自己炎症疾患

　特に重症複合型免疫不全（SCID）を代表とする T 細胞系免疫不全では 生ワクチンは禁忌です。BCG 接種が始まるまでに早期発見できないこと もあります。「小児の臓器移植および免疫不全状態における予防接種ガイ ドライン」をご参照ください。自己炎症疾患、HIV や無脾症候群もそち らをご参照ください。

アレルギー

・接種しようとする薬剤の成分（ワクチン主成分だけでなく、安定剤、防腐剤

なども含む）に対してアナフィラキシーがあったときだけが接種禁忌（不適当者）。アナフィラキシー以外のアレルギー反応があった人は接種要注意者

・喘息やアレルギー性鼻炎などのアレルギー疾患の存在だけで接種不適当者にならない。

[日本小児アレルギー学会の見解（2018年10月）より抜粋]

　笠井の見解です。打つ打たないを厳密に検討しても100%避けることはできません。大事なのは、いつ誰にアナフィラキシーショックが起こっても対応できるような体制づくりです。実際に体を動かしてのシミュレーションが大事です。

　なお、卵アレルギーは現在の製剤では問題になりませんので、鶏卵成分が入っている薬剤でも接種可能です。では鶏卵由来成分が入っているワクチンは何でしょうか？ 答えはページの下に記載しています。6つすべて答えてください。

γグロブリン（輸血）後の生ワクチン

　輸血とワクチン間隔はよく質問される話題ですが、重要なのはγグロブリン（IgG）で、正確にはヒト免疫グロブリン（以下、慣れているγグロブリンにします）です。輸血にも多少γグロブリンが含まれているので一緒に議論してしまいますが、問題なのはγグロブリンなのです。

　投与ルートを問わず（筋注、静注や皮下）、γグロブリン投与2週間前〜投与後11か月以内であれば、打った生ワクチンの免疫原性が阻害されます。特に研究されているのが麻疹ですが、他の生ワクチンである風疹、水痘、ムンプス（おたふく風邪）も同様に考えます。一方で、黄熱病やロ

（答え）MRワクチン、麻疹ワクチン、おたふく風邪ワクチン、インフルエンザワクチン、狂犬病ワクチン、黄熱病ワクチン

タウイルスワクチンも生ワクチンですが、γグロブリンの影響はないとされています。

生ワクチン四天王である麻疹、風疹、水痘、ムンプス（おたふく風邪）接種のときには、γグロブリンについて問診することを忘れないようにしましょう。特に日本では川崎病という風土病（？）があり、乳幼児期に発症する患者さんが多いので、これら四天王との間隔を考慮することが大事です。

もちろん有害事象が増えることはないです。ワクチンを打っても十分免疫がつかない可能性があることが問題とされていることをご理解ください。ではどれくらいあけるかですが、グロブリン製剤と輸血を分けて考えます。

- γグロブリン1g/kg 以上（川崎病治療など）：11 か月
- γグロブリン 400mg/kg～1g/kg（ITP 治療など）：8か月
- その他のグロブリン製剤（破傷風、HBV 曝露など）：3～4か月程度
- 濃厚赤血球 10mL/kg：6か月
- 血漿製剤、血小板製剤 10mL/kg：7か月

［米国小児科学会「最新感染症ガイド R-Book 2018～2021」より］

日本の予防接種の手引きでは、過去の輸血、γグロブリン製剤の投与に関して割とあっさりで、「生ワクチンの効果を減衰させる可能性があるため、注意を要する」と一言です。

全身麻酔とワクチンの相互作用

麻酔・手術がさまざまな免疫学的指標に与える影響を評価した 16 の原著論文に関する文献レビューがあります［Siebert JN, et al. *Paediatr Anaesth.* 2007;17(5):410-20］。それによりますと、予定手術の際、麻酔が免疫系に与える影響は小さく、また一過性（約 48 時間）であり、手術が予定されている健康な小児に「麻酔の影響で免疫がつかない」という理由

でワクチン接種を積極的に中止する必然性はないと結論付けられています。

　時に、ワクチンの副反応を麻酔・手術関連の合併症と患者サイドから誤解されることがあります。英国、アイルランド、ニュージーランド、オーストラリアの小児麻酔科医へのアンケート［Short JA, et al. *Paediatr Anaesth.* 2006;16(5):514-22］によると、「1週間前に生ワクチンを接種された児に麻酔をかけますか？ かけないと答えた人はどの程度手術を遅らせてほしいですか？」という質問に対して、生ワクチン接種後1週間の児に麻酔をかけると答えた麻酔科医は60%でした。また「手術とその後のワクチン接種について、どの程度の間隔をあけることを勧めますか？」には、生ワクチン接種と手術の間隔は1〜6週間、多くは2〜4週間を勧め、不活化ワクチンについては数日の間隔でよいという麻酔科医が多く、術後のワクチン接種までの間隔は2〜30日で、14日間を勧める麻酔科医が多かったようです。慎重な意見が多数派ですね。

　ここからは私見になりますが、最終的には主科、麻酔科が対話し、納得と得心することが大事です。術後のワクチン接種については、麻酔そのものの影響は小さく、あっても一過性であり、むしろ主治医が手術侵襲（傷の大きさ）や輸血の影響を考慮して決定するべきと考えます。安全性にはほとんど問題ありませんので、ワクチンによる副作用を恐れなくてもよいです。

　問題は術前のワクチン接種です。ワクチンの副反応が出うる期間を過ぎてから手術を行った方が「安心」であることは言うまでもありません。一方で、特に乳児期はワクチンスケジュールが過密で、また院内感染対策の面でも術前にワクチン接種を済ませてほしいです。これも小児感染症専門医の立場からは、心からの願いでもあります。

　リスクとベネフィット、麻酔・手術の安心・安全という目の前の視点と子どもに必要な免疫をつけることの未来の視点、これらを考え抜いて、最後はバランスで判断することが重要です。免疫不全者など術前でも術後でも難しいケースであれば、（小児）感染症内科医と相談ください。

11 渡航と帰国とワクチンと

転ばぬ先の杖。まずは日本と海外の違いを知ることから

考え方の原則

　渡航医学にはあまりなじみがなく、全くの素人です。ですが、個人的にはとても興味があり、勉強し、いつかこども病院で子どもと親のための渡航外来をしたいと思っています。そのレベルの解説と思ってお読みください。渡航外来って響きにロマンを感じますね。

　渡航者は感染症の媒介者になりうる。これは愛読している近 利雄先生、三島伸介先生編集の書籍『トラベル＆グローバルメディスン』（南山堂）の第1章の小見出しになっています。渡航と感染はセットで考えるべきです。

　原則はその他のワクチンの考え方と一緒です。ただ付加的な要素があるだけです。個別のリスク（年齢、基礎疾患、免疫状態）を評価し、あとは「どこに」「どれくらい」「誰に」「何しに（目的）」を追加問診し、総合的に判断する。わからなければ渡航医学の専門家に相談する、が基本です。

　渡航医学の非専門家として、私が意識しているポイントを説明します。

日本と海外との違いを考える

　予防接種に関する考え方と接種方法が違います。特に、①間隔、②部位（海外では筋注が基本）、③制度（海外では義務が基本）が異なります。特にムンプス、4種混合の回数が国によって違います。日本は比較すると少ないです。このような場合は回数の多い方に合わせるのが原則です。

　海外＝欧米と思いがちですが、世界は広いです。私レベルの海外旅行ですら日本の常識が通じないことを知ります。ましてや、医療制度や公衆衛生制度は国によって異なります。「知らない（知らなかった）」で優しくフ

ォローしてくれる国ばかりではないです。たった1つのワクチンを打たな
かったために、その国に行ったけれども働けない、学校に行けないことも
ありえます。

　郷に入れば郷に従うことがトラブルを防ぐもとですが、転ばぬ先の杖で
す。公的なものをはじめ、友人知人のネットワークを使ってしっかりと事
前情報を集めましょう。

行くことが決まってからすぐ！に準備にかかるべき

　日本で接種しきるか、現地で継続するかを渡航医学に詳しい医師に相談
し、まず決めましょう。

　入学で通常要求される可能性があるのは、A型肝炎（HAV）ワクチン、
B型肝炎（HBV）ワクチン、ポリオワクチン回数不足分、ヒトパピロー
マウイルス（HPV）ワクチン、髄膜炎菌ワクチン（入寮者）、成人用3種
混合（Tdap）ワクチンです。これらを日本で接種する場合は、もちろん
添付文書通りに接種することが望まれます。

　ところが、さまざまな事情でそれが難しいのがトラベルワクチンです（ト
ラブルワクチンとも言われます）。臨床的に許容される「裏技」的な投与
など柔軟な対応をするためにも、ワクチンへの深い理解が必要とされます。

　また、日本でワクチンを打って行く場合は、先方に提出するために接種
証明書が必要になります。その可否や費用なども受診する際にご確認くだ
さい。

帰国した小児で特に考慮するべきこと

　これは予防接種外来や予防接種センターで相談が多い事案です。滞在し
ていた国とは「ご縁」ができています。友達に会いに行くことはあるでし
ょうし（再訪問）、将来的にその国で高等教育を受けたり、働いたりする
可能性（再滞在）も十分あります。ですので、そのことも見越して、日本
でワクチンをどうやって、どこまで接種するか考えます。

9価の HPV ワクチンや Tdap など、海外の方が進んでいるワクチンを打った場合は、日本でもそのワクチンを接種した方がその子どもにメリットは大きいです。

各論

　相談が多い順に各論的に解説します。

日本脳炎ワクチン

　中国は地域によって日本脳炎ワクチンが生ワクチンです（日本では不活

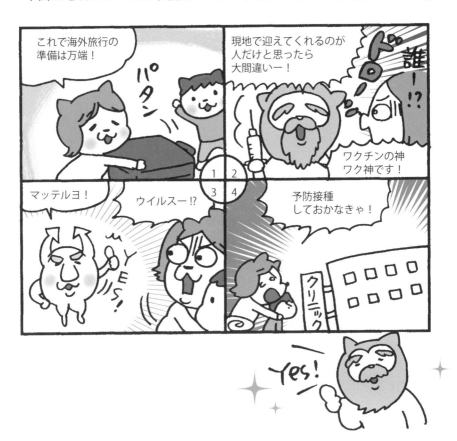

化ワクチン)。互換性には否定的な意見が多く、再度、日本の不活化ワクチンを接種するべきかは、その子どもの置かれた状況（リスク地域なのかどうか）によって判断します（例：Tdap、コレラ、髄膜炎菌 B 型など）。

BCG

接種を行っていない地域からの帰国後に接種の必要性について相談されることが多いです。基本、1 歳を超えていれば日本の小児の罹患率からは不要と答えています。

ポリオワクチン

ポリオ蔓延地域や流行懸念地域などからの帰国者で生ワクチンを接種している場合があります。その後、日本にいるなら、前後で違う種類のワクチンでも帰国前＋帰国後の合計 4 回の接種で十分でしょう（生ワクチンを2 回打っていれば以降は不要）。国によって回数が異なります。滞在していた国との今後の関係性をお聞きして、その回数に合わせるのもよいかもしれません。

問題は、蔓延地域や再流行の可能性のある地域に再度行くことが予想されるときです。私は渡航医学の専門家に相談します。

百日咳ワクチン（Tdap 含む）

思春期以降に現地で Tdap を接種した場合は、そのまま継続するべきですね。

A 型肝炎ワクチン

1 回目を現地で打ち、2 回目を日本で接種することもありますが、日本の小児医療現場で HAV ワクチンを打つことはなく、たらい回しになることも結構あると聞きます。

12 妊婦と予防接種
いかなるワクチンも妊娠中断の理由になりません

妊娠周辺のワクチンの考え方

　「知らぬ仏より馴染みの鬼」ということわざがあります。そのままの意味ですが、鬼であっても、知っている方が対応しやすいですね。仏のような人って、だいたいイメージや勘違いで、実際会ってみると全然違う人格ということはザラです。「仁義なき戦い」という古い映画でも菅原文太さんの「知らんホトケより、知っとる鬼の方がマシじゃけいの」という決め台詞があります。かっこよいですね。

　妊婦さんへの予防接種を考えるときに使えそうです。どういうことかと申しますと、「知っている鬼」がワクチンで、「知らぬ仏」がなんとなく体に良さそうなナチュラル系の商品とかでしょうか。

　これまで何度も説明してきましたが、ワクチンに使われている主成分、添加物（防腐剤など）は当然医薬品ですので最高ランクに精製されチェックされていますし、ロット番号があり、どこで誰（製薬会社）がいつ作ったなどのトレーサビリティも完璧です。ことに日本においては、サプライチェーンも厳重です。そして過去何十年にわたって安全性や有効性が医学的に検討されてきた、体に入れるものとしては超安全なものです。

　極論、ワクチンは毒でもあると述べましたが、毒＝鬼とも言い換えることができ、馴染み（＝安全）な鬼です。よく知らない仏っぽいものよりは対応しやすいことはご理解いただけるかと思います。

　まず申し上げたいのは、たとえ生ワクチンでも、現行のすべての予防接種は妊婦さんには問題ないということです。「妊娠しているのにワクチンを打ってしまった〜。もうダメだ、妊娠を中断しなければ」と考える必要

は絶対ないということです。

　妊婦さんに生ワクチンを打つなんてありえないと思っていませんか？
人は間違えるものです。1歳児にMRワクチンを、妊娠中のお母さんにイ
ンフルエンザワクチンを同じ診察室で一緒に打つシチュエーションなどは
いくらでもあります。

3つの基本原則

①不活化ワクチンは妊娠経過や胎児へ影響しない。ですので、ワクチン接
　種後に仮に流産しても、それに因果関係はない。
②生ワクチンは理論上、胎児に感染させる可能性がある。しかし証明され
　たものは基本ない。
③いかなるワクチンを接種後に妊娠が発覚しても、妊娠を中断する必要は
　絶対にない。

妊娠と感染症を詳しく考える上でのチェックポイント

☑ 妊婦の母子健康手帳でのワクチン接種歴

☑ 出産予定日

☑ 職業（保育士、教師、看護師など、子どもに接する職業か）

☑ 家族（パートナーの年齢、上の子〈兄姉〉の存在）

妊婦・授乳婦へのワクチン接種

　「産婦人科診療ガイドライン　産科編2020」を産科の先生にお借りしま
した。予防接種に関する記載であるCQ101「妊婦・授乳婦から予防接種
について尋ねられたら？」、CQ102「妊婦・褥婦へのインフルエンザワク
チンおよび抗インフルエンザウイルス薬の投与について尋ねられたら？」
とCQ104-3「添付文書上いわゆる禁忌の医薬品のうち、妊娠初期のみに使

用された場合、臨床的に有意な胎児への影響はないと判断してよい医薬品は？」の3つをかいつまんで解説します。詳細な解説は当ガイドラインをご参照ください。

「産婦人科診療ガイドライン」を紐解く

CQ101「妊婦・授乳婦から予防接種について尋ねられたら?」

①妊婦に対して

　1）生ワクチン接種は原則として禁忌である。

　2）不活化ワクチン接種は可能である（有益性投与）。

②授乳婦に対して

　生ワクチンも不活化ワクチンも接種可能である（有益性投与）。

[「産婦人科診療ガイドライン　産科編 2020」より]

　解説しましょう。妊婦さんへの生ワクチン接種は理論上、ワクチンウイルスが胎児へ移行する危険性があり、原則禁忌である、とガイドラインの解説に記載されています。あくまで理論上のことと、ガイドラインで述べています。

　実はリアルワールドではよくわからないんですよね。ですので、ガイドラインには「ただし、生ワクチンを妊婦に対して接種、または生ワクチン接種後4週間以内（風疹ワクチンおよび水痘ワクチンの場合は接種後2か月以内）に妊娠した場合でも、臨床的に有意な胎児リスクは上昇しないため、妊娠中断の適応にはならない」ともあります。

　先述のような誤接種か、医療機関に就職する際に「記録（母子健康手帳）紛失」や「抗体価が低い」ので生ワクチンを接種することになった場合に、うっかり？予期せず？妊娠していた場合に問題となります。しかし、胎児の臨床的リスクは上昇しないので、妊娠中断は必要ではないと産科の先生

方もおっしゃってくれています。安心して接種も妊娠もできますね。

　不活化ワクチンは有益性投与とありますが、そもそもワクチンは有益性と安全性を天秤にかけて有益性があると判断して接種するものですので、有益性投与＝接種できるということです。そもそも現行のワクチンで有益でないものはないはずです。

　授乳中は黄熱病ワクチンを除き、すべての不活化ワクチンはもちろんのこと、生ワクチンであっても接種可能ですし、特に妊娠時に風疹抗体価が有意に低いとわかったら、特に風疹ワクチンは産院退院時に接種するべきです。もちろん麻疹、水痘、ムンプス（おたふく風邪）も。

CQ102「妊婦・褥婦へのインフルエンザワクチンおよび抗インフルエンザウイルス薬の投与について尋ねられたら?」

①妊婦へのインフルエンザワクチン接種はインフルエンザの予防に有効であり、母体および胎児への危険性は妊娠全期間を通じて極めて低いと説明する。

②③は抗インフルエンザ薬のことですので省略

④以上を状況に合わせて説明し、希望する妊婦・褥婦にはワクチン接種あるいは抗インフルエンザウイルス薬投与を行う。

[「産婦人科診療ガイドライン　産科編 2020」より]

　インフルエンザ罹患は妊婦さんにとって「命定め」です。ですので、その予防対策と早期診断治療は極めて重要です。また妊婦さんに接種することで生まれた赤ちゃんを生後 6 か月まで守ります。いいことずくめです。

CQ104-3「添付文書上いわゆる禁忌の医薬品のうち、妊娠初期のみに使用された場合、臨床的に有意な胎児への影響はないと判断してよい医薬品は?」

①表1*に示す医薬品は、妊娠初期のみに使用された場合、臨床的に有意な胎児への影響はないと判断する。

[「産婦人科診療ガイドライン　産科編2020」より]

　奇妙な文章ですが、禁忌だけど胎児には影響ないので、お母さんにとって有益であれば投与してよい薬剤がたくさんあるということですね。このあたりのダブルスタンダードはとても添付文書っぽいというか行政やメーカーが結託して責任逃れをしようとしているようなイヤな感じがしますが、まあしょうがないです。ちなみに表1には41薬剤がリストアップされています。

＊ガイドラインp.67の表1にCQ104-3「添付文書上いわゆる禁忌の医薬品のうち、妊娠初期のみに使用された場合、臨床的に有意な胎児への影響はないと判断してよい医薬品」の一覧があり、ワクチンでは風疹ワクチン、水痘ワクチン、流行性耳下腺炎ワクチン、麻疹ワクチンがリストアップされています。

各論

　次にワクチンを個別に考えていきましょう。これは米国小児科学会編集の『最新感染症ガイド R-Book 2018-2021』を参考にしています。まず推奨ワクチンから。

インフルエンザウイルスワクチン

　妊婦さんは、特に基礎疾患がなくてもインフルエンザによる合併症あるいは入院の危険性が高く、インフルエンザワクチンは有効です。また上述のごとく生後6か月までの乳児も守ります。流行シーズンに入ったら、どんなステージでもワクチン接種が推奨されます。むろん妊娠前（≒妊活中でも）可能です。

生ワクチン

　基本、生ワクチンはあえて推奨するものではなく、原則禁忌で生ワクチンを接種したら4週間は避妊する、と考えるのが一般的です。しかし、感染した際の妊婦・胎児への悪影響がワクチン接種より上回ると判断された場合は、例外的に接種することも検討されます。

　ワクチンごとに「あえて」な状況を考えてみましょう。

風疹

　風疹ワクチン接種後に先天性風疹症候群（CRS）が発生する可能性は最大でも0.2%で、リアル風疹に罹患するよりは低く、またCRS以外の原因による先天性障害よりも低いリスクです。

　もちろん添付文書上禁忌であり、理論的にはワクチンウイルスが胎児へ移行する危険性はあるため積極的に風疹ワクチンを接種することはないのですが、風疹が流行している地域で高頻度に接触するような業務につかれている方（例：流行国の学校の先生や医療者）では考慮されるかもしれません。

麻疹

　感受性がある妊婦さんが麻疹に罹患すると重症化します。麻疹に曝露した場合は生ワクチンが緊急接種されますが、妊婦さんに関してはγグロブリンの投与（接触後6日以内）が優先されます。γグロブリンによる予防効果が証明されていますので、あえて麻疹ワクチンを接種することはない

と考えます。

　大人の初感染では重症・合併症が多いので、感染を避けるに越したことはありません。そのためには同居者にワクチンですね！

ムンプス

　妊娠中におたふく風邪ワクチンを接種したことにより、先天異常を来したという報告はないです。でも、理論的には否定できないので禁忌となっています。

　妊娠中にムンプスに罹患すると重症化するという知見は乏しいですが、麻疹同様に大人の初感染は重症・合併症が多いので、感染を避けるに越したことはありません。そのためには同居者にワクチンですね！ 結婚するときはおたふく風邪ワクチンも指輪と一緒に！

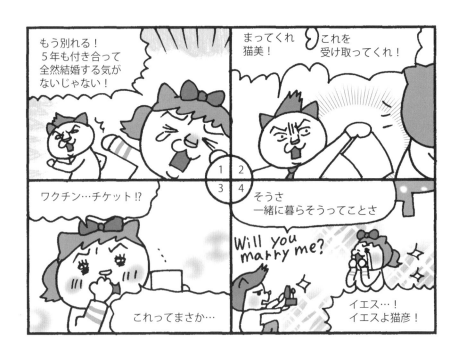

水痘

　上記の３つ（MMR）と同様に、水痘ワクチンにも胎児に影響（先天性水痘症候群や先天異常）があったという報告はありません。妊婦さんが妊娠後半に水痘に罹患すると重症肺炎のリスクが上がります。これも MMR 同様に、家族接種が大事ですね。

　発症した場合はアシクロビルが投与されます。アシクロビルは多数の妊婦さんに使用されていますが、先天異常は増加しないという知見がありますので、安心して使用できます。胎内での感染や出生時の感染も防ぎえます。また曝露があった場合は、曝露後 10 日以内に γ グロブリンを投与したり曝露後 7〜10 日後にアシクロビルを投与します。

　いずれにしても安全なワクチンがあります。妊娠予定前にワクチン接種歴の確認（２回接種確認）、それができないなら抗体価を測定し、ワクチンを終了しておくと安心です。また免疫がないまま妊娠・出産になれば、産院を退院するまでにワクチン接種を済ませておくと忘れずに済んでよいです。

インフルエンザ以外の不活化ワクチン

百日咳含有ワクチン

　乳児を百日咳から守るために最も効率的な方法は、妊婦さんが百日咳ワクチンを接種することです。日本では Tdap という成人用ワクチンは承認されておらず、また DTaP ワクチンは安全性と有効性が証明されていませんので、現状強くお勧めすることはできず、無念です。日本に Tdap が導入されるか DTaP の妊婦さんへの適用が承認されることを強く望みます。接種を希望される方はワクチンに詳しい専門医療機関にご相談ください。

　Tdap は３種混合ワクチンです。DTaP の弟分みたいなもので、現在日本で

は輸入ワクチンとしてしか接種できません。海外、特に北米、欧州、豪州では9〜17歳の間に再々追加接種する、思春期・成人の百日咳発症予防を主な目的としたワクチンです。ジフテリアリアを示す D⇒d と百日咳を示す P⇒p など小文字になっているのは、ワクチンに含まれている抗原成分が少なめだからでしょうか（私見）。安全性も高く、妊婦さんや医療従事者への接種も積極的に行われているようです。ぜひ日本でも導入が待たれるワクチンです。

肺炎球菌ワクチン

妊婦さんのリスクで接種を検討します。無脾症候群や免疫不全者などです。

髄膜炎菌ワクチン

上記同様に、妊婦さんのリスク＋流行地への移動などのリスクで判断します。4価ワクチンは接種可能ですが、B型ワクチン（MenB）はそもそも国内データが少ないですので、専門家と相談して接種となります。

肝炎ワクチン（A および B）

これも曝露リスクで判断します。

不活化ポリオワクチン

万が一、接種していない場合は接種を検討しますが、日本では出産後でよいかもです。

ヒトパピローマウイルス（HPV）ワクチン

妊娠中に接種は避けるように勧められています。探したのですが理由は不明です。1回接種して、残りも出産後に接種するようにワクチン成書にも記載されています。一方で、接種前に妊娠検査をする必要まではないです。

狂犬病ワクチン

曝露したら躊躇なく接種するべきですし、ハイリスク地域に行く前に曝露前接種も要検討です。トラベルクリニックの渡航医学専門医へ相談してください。

日本脳炎ワクチン

　実験動物で骨化不全が報告されているためか、妊婦さんへの投与は推奨されていません。外国から日本に渡航する妊婦さんは要注意者とされていますので、日本人は妊娠前に接種を完了しているべきでしょう。また流行期にハイリスク地にやむなく渡航される場合は、トラベルクリニックの渡航医学専門医へ相談してください。

新型コロナウイルス mRNA ワクチン

　2021 年に医療者への優先接種が開始された mRNA ワクチンに関しては、妊婦が治験対象でなかったため、妊婦さんにおける有効性や安全性は未評価です。

　COVID-19 を発症すれば、同年代よりも重症化するリスクは高いため、米国 CDC は妊婦さんで感染リスクが高いグループ（医療機関勤務）に所属する方などには推奨しています。希望すれば接種可能です。

最後に

　妊婦さんはたばこ、酒、コーヒーなどのありとあらゆる嗜好品を自粛されています。社会的にも「妊婦なのに」「妊婦だから」とさまざまな場面でさまざまなことを禁止され、修行僧より厳しい戒律を課せられているかのようでもあります。

　きっと相当にストレスがたまっているでしょう。当然ですが、妊婦さんで「飲む」と「飲まない」を比較する臨床研究は倫理的にできないですから、安全や不安全に関する結論は出ないでしょう。

　ホントにビール 1 本、ワイン 1 杯程度で胎児や妊婦さんに影響するとは思えないのですが、現状では、研究できない＝結論が出ない＝やらない方がよいよね、だったら（面倒だし）禁忌、というかたちになっているのでしょう。

　本当は丁寧に観察研究すれば、この辺は平気、この辺は量が多いとややヤバい、などがわかるのでしょうけど。ひょっとして、そんな画期的で手

間のかかる研究をなさっている方がいらっしゃれば、敬意を表します。

　そもそも論ですが、ヒトには出生時3〜5%程度の形態的に確認できる先天異常があります。添付文書という「情報（インフォメーション）」だけを鵜呑みし、その悪い影響だけを強調するのではなく、ベースラインを超える臨床的なリスクが胎児に起こりえるのか、きちんとした教科書や専門家の意見（インテリジェンス）も参考に、しっかり理解してもらえるように説明することが大事です。

　妊婦さんは敏感になっている、だからこそ正しく誠実に対話をし、さまざまな代案も検討し、納得し合うことが大事です。妊婦さんが笑顔で安心していられる平和な社会を創りましょう。

標準予防策としてのワクチン接種時の手袋

　標準予防策、簡単そうで難しい概念です。でもシンプルで美しい方便だと思います。著者が所属して感染対策について勉強しているICHG研究会では、以下のように定義されていると私は教わっています。標準予防策とは「すべての患者の、目視できる、濡れている血液・体液・排泄物等は、病原体が未同定であり、感染の可能性のあるものとして取り扱う」です。大同小異はあるのでしょうが、大きな違いはないと考えています。本書はワクチンの本であり感染予防対策の本ではないので、笠井の解釈でポイントを申し上げます。

①すべての患者

②目視できるものを対象にしていること

③濡れているものも対象

　この３点です。ついつい「標準予防策＝血液・体液対策≒血液曝露・針刺し対策＝医療従事者を守る」的な扱いで、今、新型コロナウイルスワクチン接種で手袋をするかしないかなどで（一部）もめていることで、「標準予防策って曲解（小さく解釈）されているな」と思っています。また、「米国CDCがこう言っている」「WHOがああ言っている」で議論しても、しょうがないことです。

　今、問題になっている医療従事者のワクチン接種での手袋に関してだけ考察しましょう。

　①の対象が患者じゃない。万が一の血液曝露で一番怖いB型肝炎に関しては、医療従事者では普通、そのステイタスは判明していますし、そもそも医療従事者はユニバーサルにB型肝炎ワクチンを接種しています。②の目視できるもの、③の濡れているものについては、ワクチン接種で血はまず出ないです。血が付着していない針で針刺しすることもあります。もしくは体液に曝露する可能性もあります。しかし、そのめちゃまれなことが起こり、それによって何かしらの病原体に感染する可能性は、まあ天文学的確率でしょう。そもそも標準予防策の概念からずれています。なので、議論は成立しません。

　そもそも手袋議論は、針刺しをすることが前提なのが間違っています。大事なことは、もっと有意義な予防対策に注力することです。例えば、針刺しをしないプロトコールを作り、何度もシミュレーションすることです。一番大事なのは、使った針をそのまま接種者が針捨てボックスに入れる、これだけです。一番アカンのは、介助者が使った針を受け取り、捨てることです。針捨てボックスを接種者の利き腕側に設置です！

　なお、もちろん手袋をしてもいいですが、接種ごとに交換し、その都度手指衛生し、しっかり乾かして手袋を着用してください。私にワクチンを接種する場合は絶対にそうしてください。よろしくお願いいたします。

13 医療従事者と予防接種
なぜ医療従事者に予防接種が必要なのですか?

いかなる予防接種も強制されない

　なぜ医療従事者に予防接種が必要なのでしょうか。2つの理由があります。一つ目は医療機関には感染症患者が多いからです。もう一つは医療機関には免疫不全者が多いからです。前者は自分がかからない＝自らの安全のため、後者は自分たち医療従事者から患者さんにうつさない＝患者安全のためです。

　ほかにも、医療スタッフが多数罹患すれば「病院が成り立たない」事態になりますので、医療経営サイドからは大量休業は困る＝医療経営上のリスクという面があり、行政や公衆衛生サイドからは地域の医療機能維持という血も涙もない理由があるかもしれません。しかし、それは気にしないように（無視）しましょう。私たち末端の現場の医療従事者は、患者さんと自分のため、とシンプルに考えればよいです。

　医療従事者にも、もちろん権利があります（説明を受ける権利と拒否する権利）。いかなる予防接種も強制されることはありません（新型コロナウイルスワクチンであっても）。あくまで医療従事者個人が、ワクチンの有効性と必要性などのメリットと自分に起こりえるデメリットを理解して、そのバランスを評価して接種するものです。

　妊娠・妊活、体質（流産しやすい、アレルギーなど）などさまざまな込み入った事情や基礎疾患などのプライバシーに関わること、そして「なんか不安」は打たない、もしくは後回しの（躊躇する）理由と十分になりえます。ですので、他者（上司やICTなど）から理由を聞かれることなく、堂々と拒否しましょう。権利です。

　本書で何度も説明していますが、予防接種は感染症を予防するには「コスパ」の良い政策であり、ワクチンは有効性の高いとても安全な薬剤です。そして健康被害時の補償もしっかりあり、特に何もないなら「だまされた」と思って打って絶対に良きこと・ものです。しかし、もちろん100%安全でも100%有効でもありません。「いや、ちょっと」と躊躇する権利は医療従事者にもあります。

　受けない場合は自分にはその疾患に対して免疫がないことを理解し、自覚を持って自分と患者さんを守ってくだされればよいです。とにかく「絶対に打たねばなりません！（強制)」ってことはないことを理解してください。

重要な各論

　日本環境感染学会は「医療関係者のためのワクチンガイドライン」（以下、ガイドライン）を公表しています。2020年6月に最新版ver.3が出ています（日本環境感染学会誌 Vol.35 Supp. II、2020年）。本項ではガイドラインに沿った形で解説します。ワクチンや感染症の概説は本書の各論編に記載していますが、そちらはやや小児よりの内容になっていますので、ここは大人向けの内容にしたいと思います。

B型肝炎ワクチン

　B型肝炎ウイルス（HBV）のウイルス特性はあまり知られていませんが、めっちゃ環境に強いウイルスです。一説では、1週間乾燥状態で感染性を保持して環境中に存在するそうです。病院環境はいろんな血液や体液にあふれていますよね。HBVハイリスクゾーンで働いていると思ってください。また、今日の日本では、新規に感染すればほぼ「性行為感染症（STI）」です。海外の地域によっては違法ドラッグの注射針からの感染です。

　オトナの感染症、ややヤバめのオトナの感染症です。性とヤクのことに

関しては、人間は正直に話しませんし、そもそもすべての問診で性交渉歴やヤクの使用歴を聞くのは感染症のケースカンファレンスだけで、実臨床では現実的ではありません（関係性ができるまでにそんなことを問診すると不審がられるだけです）。

　そういうわけで、私たち医療従事者は患者さんが HBV 陽性かを知ることもなく、一方、わかったところで区別・特別視することもなくユニバーサルにケアするためにも、私たち自身がユニバーサルに守られる必要性があります。いろんな意味で進んでいる米国では 1982 年以降、すべての医療従事者に推奨されているようです。ワクチンの分野では特に米国から遅れをとっている日本でも、2009 年頃から医療従事者での接種が充実してきました（30 年ギャップ！）。

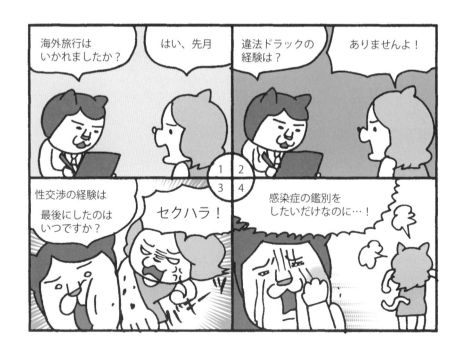

　現状の接種スケジュールは1シリーズ3回を0、1、6か月の間隔で接種します。正式には3回目終了4〜8週後に抗体価を測定し、10mIU/mL以上で免疫を獲得したとされます。10mIU/mL未満であれば、もう1シリーズのワクチン接種を考慮するとガイドラインでは記載されています（その有効性は30〜50％）。1シリーズで免疫がついた、もしくはつかずもう1シリーズ追加したら、その後の抗体価測定やそれ以上のワクチン接種は不要とも記載されています（ここポイント）。抗体価だけが免疫を示すわけではないですものね。

有効性：1シリーズ終了後の免疫獲得率92％（40歳未満）、84％（40歳以上）。免疫獲得者では30年以上発症を予防できる。

有害事象：不活化ワクチンなりの局所反応があるが、重篤な有害事象はない。

MMRV（麻疹、ムンプス、風疹、水痘）

　生ワクチン四天王である麻疹、ムンプス（おたふく風邪）、風疹、水痘の英語頭文字をとってMMRVと呼びましょう。本書各論でも繰り返していますが、これらMMRVはかつて小児の病気でしたが、麻疹・風疹は2006年6月以降、水痘は2014年10月以降、2回接種が定期接種デフォルトになりましたので、子どもの患者は激減し、今や大人の病気です。

　医療従事者になるにはMMRVの接種記録「2回」（1歳以上）が必須です。これは医療従事者自身が罹患しないためであり、また生ワクチンを接種できない患者さんを守る「コクーン（繭）」になるために打っていただきたいワクチンです。

　「かかったよ！」という人は「抗体価」提出です。基準に照らして問題なければOKです。基準以下なら基本2回接種です。

　1回は打った記憶がある人で記録（母子健康手帳など）がない場合は「2回」です。記憶より記録です。万が一、1回打ったことがあっても、あと2回（合計3回）接種しても問題ありません！1回は打ったという記録が

ある場合は、あと1回を最低4週間あけて随時受けてください。これであなたには「2回」の記録があります。とにかく、「あいまいなら2回！」と覚えておきましょう。

インフルエンザワクチン

病院内には市中よりインフルエンザ患者がいますので、MMRVと同様の理由で医療従事者には積極的に接種が必要です。不活化ワクチンですし、メリットは大きいので、妊婦ナースも接種しましょう。私が自分の親を冬季に入院させるなら、職員ワクチン接種率が95％以上の病院を選択したいです。このような情報をホームページで掲載するとよいですね（米国の病院はよくしていますね）。

髄膜炎菌ワクチン

検査室（研究室を含む）では、培養したら予期せず髄膜炎菌だったという思いがけない出会いがあります。あまりうれしくない出会いです。

ガイドラインでは55歳以下の検査室業務者に対して髄膜炎菌ワクチン接種を推奨しています。また無脾症候群（脾臓摘出を含む）、補体欠損症、HIVの医療従事者にも推奨されます。

破傷風トキソイド

破傷風菌は各論で記載していますように、外傷時に感染が成立します。主に災害医療に従事している医療従事者は定期的に接種することが推奨されています。

百日咳ワクチン

百日咳で重症化する対象は乳児です。ですので、小児病棟と産科病棟スタッフは百日咳菌を含むワクチンを接種することが推奨されます。

DTaPは成人でも接種可能なワクチンです。米国でよく使われている

Tdap より百日咳（PT/PHA）量は多く、ブースター効果（反応率）は
91.5％と高いです（対象11～12歳）。腫脹などの局所症状はやや多いです
が、大人ですので我慢してください！というレベルです。

帯状疱疹ワクチン

　帯状疱疹は水痘帯状疱疹ウイルス（VZV）の感染源となるため、適応
である50歳以上で腫瘍患者や免疫不全者との接触がある医療従事者では
接種が推奨されます。

　水痘生ワクチンは2016年に50歳以上の帯状疱疹予防として適応が追加
され、帯状疱疹の減少効果（有効率）は51.3％（米国の研究）で、また
90％前後で細胞性免疫が上昇しています。また2018年に販売承認された
不活化の帯状疱疹ワクチンには97.16％の有効率があります。

　いずれも任意接種になりますが、不活化の方が効果はあります。あと2
年で50歳になる私はこのまま免疫不全にならなければ、今の有病率なら
ば生ワクチンにするかな～（本音）。帯状疱疹にならないようにストレス
がたまらない生き方をします（いつもいい加減に生きていますので、たぶ
ん大丈夫でしょう）。

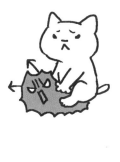
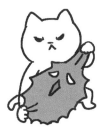

各論

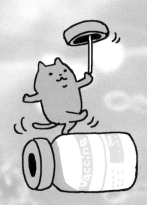

1 インフルエンザ菌 b 型 （ヒブ）ワクチン

不活化
ワクチン

小児重症感染症のゲームチェンジャー

有効性	重要性 （自然感染すると）	安全性 （副反応など）
• ワクチン導入で患者 99 ％以上減（米国） • 0.15μg/mL（感染予防レベル）以上の抗体保有率は初回接種後で99.2%、追加接種後で100%（添付文書より） • 1μg/mL（長期感染予防レベル）以上の抗体保有率は初回接種後で92.4%、追加接種後で100%（添付文書より）	• 細菌性髄膜炎、喉頭蓋炎の主要起炎菌。今はワクチンを接種していない年齢で感染する可能性がある。 • 髄膜炎は後遺症30%近く、死亡も5%近くある。	• 局所反応も全身反応も他の不活化ワクチンと比べて少なめ。

ワクチン
ヒストリア

● 米国より 20 年遅れて日本に導入された（最大のワクチンギャップ）。
● 2008 年の導入後は日本の急性期小児医療を変えたワクチン（定期接種化は 2013 年 4 月より）。

● 感染経路：保菌者からの飛沫・接触感染
● 潜伏期：不明
● 感染力（R0：基本再生産数）：3.3
● 感染症法：5 類感染症（全数報告、7 日以内に届出）
● 学校保健安全法：規定なし

今や侵襲性ヒブ感染症は高齢者の病気。今後は「b」じゃないタイプ（aとかfとか無莢膜型とか）が増えてこないか、サーベイランスが大事（だから全数報告）。

・　・　・

① どんな病原体？　どんな病気？
　なぜワクチンを打たねばならない？

グラム陰性短桿菌（大腸菌に比べて小さい）で、（かつては）乳幼児の2～3％の上咽頭に常在していて、そこから血流に乗り全身感染症、特に髄膜炎を起こしていました。（かつては）乳幼児の侵襲性感染症の最大の原因菌であり、最も小児科医を恐れさせた細菌でした。特に細菌性髄膜炎は「先生が昨日の夜、発熱で受診→風邪として帰宅させた、4か月の子が夜中に高熱とけいれんで来て、髄膜炎だったよ」と、当直医に申し送られるという恐怖と（かつては）闘いながらの日々でした。そんな恐怖感から解放され、小児科医にとっても有り難いワクチンであり、何より後遺症が30％近く、死亡も5％近くある髄膜炎を注射1本で予防できるのは、本当に科学の恩恵です。髄膜炎より頻度は低いですが、喉頭蓋炎という「泣いたら呼吸停止する」急性気道閉塞疾患も、小児からはなくなりました（成人では、まだあります）。

② どんなワクチン？ 特に注意することは？

ヒブワクチンの有害事象は、本当にまれです。接種部位の発赤が起こりえますが、あっても24時間以内に良くなります。

③ どうやって打つ？ 接種スケジュールの実際

皮下注射です。初回接種は生後2～7か月の間に27日間隔をあけて行います。標準的には生後2、3、4か月に初回接種します。追加接種は初回接種の最後から7か月（～13か月）あけます。通常、生後12～15か月時に接種します。

2 肺炎球菌(PCV13)ワクチン

小児救急医療のゲームチェンジャー

有効性	重要性 (自然感染すると)	安全性 (副反応など)
• 侵襲性肺炎球菌感染症 (IPD) 全年齢 53%、5歳未満 89% 患者減少 (米国) • PCV 7 血清型の IPD を 97% 減少 (日本、2017 年報告)	• 乳幼児の上咽頭に常在し、感冒から二次性に中耳炎・肺炎、時に IPD に至る。 • IPD：髄膜炎、敗血症、菌血症を伴う肺炎など	• 局所反応が主 • 全身反応は他の不活化ワクチンと大差ない (やや発熱が多い)。

ワクチンヒストリア
- 2010 年　PCV7 販売開始
- 2013 年 4 月　PCV7 定期接種
- 2013 年 11 月　PCV13 に切り替わり

- 感染経路：飛沫感染
- 潜伏期：通常 1〜3 日 (感染症の種類によりけり)
- 感染力 (R0：基本再生産数)：不明
- 感染症法：侵襲性肺炎球菌感染症は 5 類感染症 (全数報告、7 日以内に届出)
- 学校保健安全法：規定なし

　風邪による重症感染症を恐れて抗菌薬をすべての風邪に使うと、耐性菌や有害事象が増えますが、重症化予防にはかなり効率が悪いです。しかし、肺炎球菌ワクチンは重症肺炎球菌感染症を確実に減らし、かつ耐性化も減らしています。

① どんな病原体？　どんな病気？
　なぜワクチンを打たねばならない？

　肺炎球菌はグラム陽性の双球菌です。"横並び"の可愛いヤツです。90％（途上国）〜20％強（先進国）の乳幼児の上咽頭に常在しています。ですので、鼻腔培養をして肺炎球菌を見つけても、慌てて（抗菌薬で）やっつけないでくださいね。この常在している肺炎球菌が、なぜ感染症として病原性を発揮するのか、不思議ですよね。仮説として①粘膜破綻、②炎症の波及が考えられます。①では破綻した粘膜から菌が血中に侵入し、菌血症となり、細菌性髄膜炎、心内膜炎、関節炎などの侵襲性肺炎球菌感染症を引き起こします。②では炎症が中耳や気管支・肺まで波及することで、中耳炎や肺炎を起こすと考えられます。いずれもきっかけは「感冒」です。すべての感冒が侵襲性肺炎球菌感染症や中耳炎・肺炎に至るわけではないですが、風邪は万病の元です。風邪はしっかり安静にして治すことが大事です。ちなみに、感冒に抗菌薬を使用して肺炎・中耳炎・侵襲性肺炎球菌感染症を防ぐことは不可能ではないですが、数千から数万人単位の子どもに処方して1人で予防できる程度の効果と言われていますので、かなり不効率な方法です。細菌性らしい状況になってから治療することがベストです。ということで、感冒は予防が難しい（乳児は年に5〜10回感冒にかかる）し、乳幼児は感冒でも結構高熱が出ますので、重症細菌感染が起こっているのかの見極めがなかなか難しいです。ですので、ワクチンで重症化しやすい細菌に対する免疫記憶をつけておくのは理にかなっています。なお、風邪の見極めのマニュアルとして、2019年に厚生労働省から『抗微生物薬適正使用の手引き 第二版』が出ています。ぜひ手に取ってください。

② どんなワクチン？ 特に注意することは？

　ヒブ同様に、不活化ワクチンです。副反応はヒブに比べて局所反応、発熱の頻度は高めです（が、24時間以内にほとんどなくなります）。

③ どうやって打つ？ 接種スケジュールの実際

　ヒブとほとんど同時接種すると覚えてください。

　接種間隔はヒブと基本一緒ですが、追加接種の間隔が違います。皮下注射です。初回接種は生後2〜7か月の間に27日間隔をあけて行います。標準的には生後2、3、4か月に初回接種します。追加接種は初回接種が通常通りに終わった方は、1歳以降で最後の接種から60日以上の間隔をあけて行います。

　これもヒブワクチン同様、「生後2か月からのワクチンデビュー」の初めてのワクチンです。生後2か月と言えば、特に初産のお母さんにとっては、やっと睡眠時間が確保できはじめた頃です。そこでワクチンについてしっかり考えるのは難しいと感じます。特に初めてのワクチンについては、妊娠中に十分勉強しておいてほしいと思います。助産師さんの出番です！

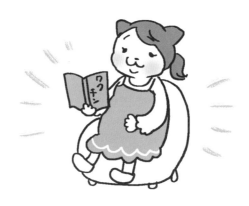

3 B型肝炎（HBV）ワクチン

子どもも医療者もみんな打ってガン予防

有効性	重要性 （自然感染すると）	安全性 （副反応など）
・ワクチンで急性B型肝炎を67%減少（米国） ・抗体獲得率95%（40歳未満、年齢が上がるほど下がる）	・一過性感染：急性肝炎（黄疸など）、一部劇症化 ・持続感染：慢性肝炎になる（特に小児で感染すると慢性化しやすい）。 ・最終的に10%が肝細胞がん	・5%以下の確率で局所反応を中心に起こるが、数日で回復する。

**ワクチン
ヒストリア**
- 1986年　HBV母子感染防止事業
- 1995年　健康保険給付対象
- 2016年　B型肝炎ワクチン定期接種化

- 感染経路：血液・体液を介して感染
- 潜伏期：通常90日（30〜180日）
- 感染力（R0：基本再生産数）：不明
- 感染症法：5類感染症（全数報告、7日以内に届出）
- 学校保健安全法：規定なし

毎年、約200人の新規B型肝炎発症の報告がありますが、実際はその10倍は患者がいるそうです。HBVは環境に長く残存し、血液・体液を介して感染するので、いつどこで誰から感染するかわかりません。今後、グローバル化により世界中からたくさんの人が日本に来ますし、日本からも出かけます。世界にはまだ2億人以上の患者さんがいます。だからユニバーサルワクチンとなりました。

● ● ●

① どんな病原体？　どんな病気？　なぜワクチンを打たねばならない？

　ヘパドナウイルス科オルソヘパドナウイルス属のB型肝炎の原因となるDNAウイルスです。感染経路は、成人では性行為か経皮曝露（針刺し、違法ドラッグなど）、子どもでは垂直感染や家族内感染です。

　成人では7～8割は無症候ですが、20～30％くらいに急性肝炎、1％に劇症肝炎を起こします。劇症肝炎以外は自然治癒します。一方、小児期に感染すると慢性持続感染し、「キャリア」と呼ばれる状態になります。そのうち大半は無症候で経過しますが、一部が慢性疾患化（慢性肝炎、肝硬変）に至ります。感染から20～50年かけて発がんします。

　B型肝炎ワクチンはB型肝炎ウイルスに感染させないことで、発がんを予防する「がんワクチン」です。日本では2016年10月から定期接種化され、すべての乳児に接種できることになりました（ユニバーサルワクチン）。母子感染予防としてB型肝炎ワクチンを出生後早期に接種する昔からの予防方法も続いています。いつでもどこでも感染する可能性があります。特に体液曝露のリスクが高い方（医療者以外にも介護医療従事者、警察官など）にもお勧めですし、セックスワーカーの方や激しいコンタクトスポーツをされる方にもお勧めのワクチンです。

② どんなワクチン？　特に注意することは？

　不活化ワクチンです。軽度の局所反応が少ない頻度で報告されているの

みです。生後2か月からの「ワクチンデビュー」ワクチンです。

③ どうやって打つ？ 接種スケジュールの実際

・**母親がHB抗原陽性**：母子感染予防として、生後すぐにワクチン接種します。その後、2回接種します。

・**上記以外**：生後2か月に1回、1か月あけて1回、3回目は1回目から半年あけます（1回目20〜24週、2回目から16〜20週）。3回目を間違えやすいので注意です。

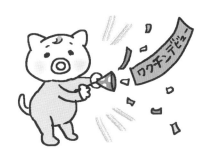

4 ロタウイルスワクチン

生ワクチン（経口）

消毒しても環境にしぶとく少量で感染するが、排泄量も多量になる、かなり高感染性ウイルス

有効性	重要性（自然感染すると）	安全性（副反応など）
・ワクチンで疾患が82%減少（米国） ・導入前後でロタ胃腸炎による入院患者が84〜95%減少（先進国）。途上国ではやや低い。	・かつては年間100万人以上が冬季に罹患し、脱水などで毎年死亡例も。 ・冬季白色下痢症や仮性コレラと悪名 ・脳症の原因にもなり、乳幼児を苦しめる。	・プラセボと比較し、消化器症状（嘔吐、下痢）や不機嫌、発熱などの差はない。 ・ワクチン接種による腸重積の頻度は1/2〜10万接種。少ないが、ある。相対リスクも上昇する。

- 感染経路：糞口感染、環境から直接的・間接的に口に入る。
- 潜伏期：通常48時間（2〜4日）
- 感染力（R0：基本再生産数）：R0 28〜191
- 「感染性胃腸炎（病原体がロタウイルスであるものに限る）」は定点報告対象（5類感染症）であり、指定届出機関（全国約500カ所の基幹定点医療機関）は週ごとに保健所に届け出なければならない（2013年10月14日より）。
- 感染症法：感染性胃腸炎は学校保健安全法の第三種で、学校長が校医の意見を聞いて措置することもある。

　同時接種で他の注射の「前」派か「後」派があるくらい、甘く飲みやすい製剤です。一定の腸重積リスクはありますが、接種するメリット、特に集団免疫効果が期待されますので、保育現場での集団感染予防や免疫不全者を守るという意味で、とても重要なワクチンです。2020年10月から定期接種になりました。より一層、子育てしやすい日本になりました。

● ● ●

① どんな病原体?　どんな病気? なぜワクチンを打たねばならない?

　子どもの胃腸炎の原因ウイルスとして最も重要です。「仮性コレラ」と称されるほどの重い下痢とともに約1/3の症例で高熱も来し、乳幼児を苦しめるウイルスです。さらに、高度脱水や脳症（小児脳症原因の第3位）などで年間10例程度の死亡例が生じるほど重症であること、年間8万人（およそ10人に1人）が入院するなど入院率も高く、そして伝播力も強いことから小児科では重要なウイルスでした。

　自然感染3回目から軽症化すると言われていますが、2回も小さな子どもに感染させるのはかなりのチャレンジというかリスクで、かつては皆、怖い思いをしながら子育てをしてきました。しかも1回かかると7日間くらいは下痢をしますので、保護者は仕事を休まねばなりません。任意接種であっても、7日間×2＝14日間分の収入減やさまざまな費用を考えると、ワクチンはより安い買い物だったです。

　昔、小児病棟で働いていたとき、冬場は「肺炎で入院して、ロタ胃腸炎で退院する」という呪いのような言葉が病棟で飛び交っていました。が、2011年より任意接種として日本に導入され、任意（≒有料）の割に接種率は悪くなく、ロタウイルス胃腸炎の発症例、重症例も減少傾向になり、そして2020年10月から定期接種となりました。より一層、ロタウイルス胃腸炎で悩む子どもが減ることが期待できますね。本当に良いワクチンができたなと感謝しています。

　IgAを主体とした局所免疫が誘導され、個人防御（発症予防、重症化予

防）と集団免疫効果も高いです。

② どんなワクチン？ 特に注意することは？

注射ではなく、飲むワクチン（経口ワクチン）です。そして弱毒生ワクチンです。似たような名前ですが、投与間隔が全く異なる製剤が2種類あるので、インシデントに要注意です。以下の3つの注意点があります。「ドボン」しないように。

「飲むゆえに」の注意

吐き出す

「飲む」と「吐く」はセットです。「吐いたらどうするのか？」はよくある質問ですが、「ペッ」と吐くくらいなら、全然問題ないです。「吐き出しても1回」です。程度問題ですが、ほとんどの場合で問題ないです。そう、1回接種したと同じ考えで大丈夫です。ちょっと多くても、そのために複数回接種していると割り切りましょう。胃袋がひっくり返るくらい嘔吐したら？ むろんそれはもう別の病気なので、しっかりと診察しましょう。

腸重積

ワクチン接種による腸重積の頻度は2万人〜10万人に1例で、通常、接種後1週間以内に発症します。世界や日本の観察研究では腸重積という不利益を大きく上回るメリットが示されていますが、リスクはゼロではないです。「投与後1週間は腸重積の合併に注意してね」と丁寧に説明してください。なお、腸重積のリスクのある未治療の疾患（メッケル憩室）があったり、そもそも腸重積の既往がある方には投与できません。

便として排出

便として生ワクチン株が接種後1週間くらいは便中に排出されます。ウイルス株が病原性を発揮して、どんどんロタウイルス胃腸炎を拡げるということはないです。「病院に来ていいの？」「手術して大丈夫？」「妊婦さんがケアしていいの？」など、これもいろいろ質問されますが、普段通り

にしていただければ大丈夫です。病院では標準予防策（普段からできていますよね？）、家庭では石けんと流水で手を洗うことで十分です。ただし、高度な免疫不全者は1か月程度、おむつの扱いは避けるべきでしょう。また、新生児室での接種は退院時、もしくは退院後にするのがよいでしょう。

「生ゆえに」の注意

重篤な免疫不全

　"SCID（スキッド）" という、一見格好良い名前ですが小児科医にとっては恐怖の先天性免疫不全症候群という病気があります。リンパ球系の異常で、T細胞もB細胞もほぼなく、ありとあらゆる感染症に罹患します。もちろんすべての生ワクチンが禁忌となります。しかしSCIDの児では、生まれたては母からの移行免疫があり、感染症にかかることがあっても、意外に重症化しません。ですので、生後4か月〜半年くらいに診断されます。その頃は、ロタウイルスワクチンは接種されていることになります。一部のSCID患児に重篤な下痢症を来したという報告があります。接種時期と発症に気づく時期がちょうどかぶります。ワクチン接種時の問診や診察でSCIDを疑えるとよいですが、鵞口瘡や慢性下痢など、免疫不全らしい所見に気づけるかどうかにかかっています。初回投与は小児科医がよいのではないでしょうか。世界的には出生時にマススクリーニングとしてSCID検査をしようという流れがあります。まあとにかく、今の日本ではSCIDを疑ったら、ロタウイルスワクチンは接種せずに小児科＆検査できる病院に相談してください。

妊婦に生物学的製剤

　関節リウマチ治療として使用される生物学的製剤（インフリキシマブ、アダリムマブ、ゴリムマブ、ウステキヌマブ、ベドリズマブ）は、胎盤移行性が最長12か月で、薬剤が乳児から検出されます。ですので、母が生物学的製剤治療を受けていると、乳児は一種の免疫不全状態になります。予測できるリスクとして、ロタウイルスワクチン（とBCG）は回避しま

しょう。しかし、実際に接種して問題が起こったという事例はないです。

「似た製剤があるゆえに」の注意

ロタテック®（3回）＆ロタリックス®（2回）

　どちらも有効性・安全性に差はなく、米国小児科学会はどちらにも優先性は与えていません。どう使い分けるか、2回か3回か以外には、深く考える必要性は少ないです。任意接種の時代はやはり費用の問題で2回がよいかと思っていましたが、定期接種になれば究極、やはり「優先性はない」と言い切ってよいと思います。多少の違いだけ記しますと、ロタリックス®は1.5mL、ロタテック®は2.0mLであること、ロタリックス®の経口チューブにはラテックスが入っているので、ラテックスアレルギーの児には注意することくらいです。

間違えたとき、どちらかわからなくなったとき

　人は間違うものです。しかも、こんなに似た名前。母子健康手帳でどれだけしっかり確認しても、間違え接種は起こりえます。2剤の互換性に関するデータはないですが、違うものを接種しても安全ではありますので、合計3回接種しきることで赤ちゃんをロタウイルスから守りましょう。とにかく合計3回、がキャッチアップの基本原則です。

その他

　タイムリミットが厳しいので、「ご利用は計画的に」ですが、多少体調が悪くても接種可能なワクチンです。微妙な体調のときは、同時接種が多い肺炎球菌ワクチンやヒブワクチンは止めても、ロタだけは接種するという裏技もあります。

③ どうやって打つ？ 接種スケジュールの実際

　接種は空腹時がベスト。接種を受ける1〜2時間前までに哺乳を済ませると、「グイグイ」飲んでくれます。同時接種がほとんどかと思いますが、

注射の「後」にするか、注射の「前」にするか、の流儀が分かれます。

メリット

（前）泣いているので口が大きくあき、いわゆるホットスポットにたらし込みやすい。

（後）甘いので、その後の注射の痛みが軽減される。

デメリット

（前）泣いているので、吐き戻しやすい。

（後）口をあけてくれない可能性あり、やや時間かかる。

スケジュール

通常、2、4（、6）か月で接種する。

それぞれ開始は生後6週から（最大待って生後14週6日；生後15週以降が初回だと腸重積リスクが上がる）。2回目以降は4週間あけて、最終接種は以下のとおりです。

【最終】

ロタリックス®　　生後24週（168日）まで

ロタテック®　　　生後32週（224日）まで

その他

医療的ケアを必要とする患者さんにおける経管栄養からの投与について、2020年10月に日本小児科学会から「EDチューブや胃瘻管を介した接種に関する提言」で"許容"と提言されています。

５４種混合（DPT-IPV）ワクチン

DPT-IPV トキソイド ワクチン

ジフテリア
かつては死亡率 10%! 日本に持ち込ませたくない怖い細菌

有効性	重要性 （自然感染すると）	安全性 （副反応など）
• ワクチンで患者 99%以上減少（米国） • 日本では 1999 年以降発生なし • 単独での有効性比較試験はない。	• 感染による気道閉塞になりうる咽頭扁桃ジフテリア（重症例ではブルネック） • 毒素による心筋炎と神経炎による合併症で死に至る。	• 単独での安全性の評価はない（通常、混合ワクチンとして接種されるため）。

- ●感染経路：飛沫感染、時に食事より感染する（皮膚ジフテリアは接触感染）。
- ●潜伏期：通常 2〜5 日（1〜10 日の範囲）
- ●感染力（R0：基本再生産数）：6〜7
- ●感染症法：2 類感染症（全数報告、直ちに届出）
- ●学校保健安全法：第一種感染症で出席停止は治癒するまで

　アフリカ、中南米、アジア、中東、東欧ではジフテリアトキソイドワクチンの接種率が不十分なところもあり、流行しています。認知されていないジフテリアもまだまだたくさんいるでしょう。ワクチンだけが予防できる唯一の手段です。上記地域に渡航される際は接種歴を確認しましょう。また日本では、30 年近く感染者は発生していませんが、持ち込ませないために、集団免疫を維持するために、ワクチンを接種しましょう。

百日咳
赤ちゃんを苦しめる細菌。コクーンで守ろう！

**DPT-IPV
不活化
ワクチン**

有効性	重要性 （自然感染すると）	安全性 （副反応など）
• ワクチンで92%患者減（米国） • 有効率は80%くらい（症例定義によりさまざま。JNIH-6だと16〜85%） • 8年以上で免疫原性が41%しか残らない。	• 呼吸困難になるくらいの激しい咳で、顔貌も変わるほど（百日咳顔貌） • 特に早期乳児では脳症（脳出血含む）、無呼吸など強い合併症を来す。生後2か月未満の致死率は1%	• wP（全菌体型）とaP（無細胞型）があり、wPでの強い反応（かなりの高熱など）が多かった。 • 1981年以降、aPにおける混合ワクチンとしての評価では、大きな副反応はない。

- 感染経路：飛沫感染
- 潜伏期：通常 7〜10 日（5〜21 日の幅）
- 感染力（R0：基本再生産数）：12〜17
- 感染症法：5 類感染症（全数報告、7 日以内に届出）
- 学校保健安全法：出席停止は特有の咳が消失するまで、または 5 日間の適正な抗菌薬による治療が終了するまで。咳が消失するのを待っていると 100 日かかるので、5 日間抗菌薬を服用して、状態が落ち着いたら登校というパターンが自然。

　百日咳は日本だけではなく、世界共通の問題です。子どもだけではなく、全世代にわたる問題でもあります。過去の感染症でもないです。今後も続く問題として、継続的にできることを模索するべき「現在と未来」の感染症です

DPT-IPV 不活化 ワクチン

破傷風

ケガしやすい人は打っておこう! 特に 1968 年以前生まれ

有効性	重要性 (自然感染すると)	安全性 (副反応など)
• ワクチンで98%患者減 (米国) • 新生児破傷風への有効性は94%(3回接種) • 単独ワクチンの有効性を比較した臨床研究はない。 • 感染防御レベル(0.01U/mL以上)は21歳まで90%以上、22〜44歳まで75%以上	• 創部感染症の一種で、嫌気環境となったら菌が増殖し、毒素が全身に至る。 • 初期症状:開口障害、痙笑 • 進行すると:強直性けいれん、後弓反張を来し、死に至ることもある。 • 新生児破傷風は世界的な問題で、毎年汚染された分娩器具により破傷風菌に感染し、新生児が3万人以上死亡している。	• 単独投与で、局所症状の副反応はある。ギランバレー症候群などの大きな副反応の報告があるが、まれ。

- ●感染経路:土壌など環境から傷へ(接触感染)
- ●潜伏期:通常 8 日(3〜21 日)、新生児は 4〜14 日
- ●感染力(R0:基本再生産数):不明
- ●感染症法:5 類感染症(全数報告、7 日以内に届出)
- ●学校保健安全法:記載なし

　破傷風の免疫は、ワクチンでしか得られないです。日本では比較的数が少なくはない感染症ですので、リスクの高い大人は、10 年おきの追加接種も検討してもよいです。近年、ペットからの感染も報告されています。

DPT-IPV 不活化 ワクチン

ポリオ
もう過去のものにしたい！ もう一歩

有効性	重要性 （自然感染すると）	安全性 （副反応など）
• ワクチンにより100%減少（米国） • 麻痺性ポリオ発症予防効果80〜90%、すべてのポリオ発症予防効果は70% • 3回投与で中和抗体が100%獲得できる	• 1％で非対称性の運動神経麻痺（弛緩性麻痺）を来す。急性期から筋委縮し、後遺症を残す。 • 最重症例は呼吸器の麻痺、球麻痺を来す。	• 単独で投与で軽度で低頻度な局所症状はある。 • 重篤な副反応はない。

- 感染経路：糞口感染
- 潜伏期：通常 6〜20 日（3〜21 日）
- 感染力（R0：基本再生産数）：5〜7
- 感染症法：2 類感染症（急性灰白髄炎は全数報告、直ちに届出）
- 学校保健安全法：第一種感染症で、急性期の症状が治癒または固定するまで出席停止。

　人類はポリオと長く戦ってきましたが、もうすぐで根絶できます。しかし、ここで諦めると中途半端に終わり、再度流行し、これまでの先人の努力が無に帰します。

　1975〜77 年生まれは抗体価が低い可能性があります。流行地への渡航の際は接種を検討しましょう。記録がない人もワクチン接種をご検討ください。

　未来の人類のために、もう流行がないからこそポリオワクチンを打ちましょう。

① どんな病原体？　どんな病気？
なぜワクチンを打たねばならない？

ジフテリア

　1920 年〜40 年まで、すなわち昭和初期〜太平洋戦争頃は小児感染症における死因のトップクラスでした。すなわち、ワクチンがないと子どもを容易に「殺す」細菌だということです。まだ世界では散発しています。2017 年にはアメリカ大陸（ブラジル、ドミニカ共和国、ハイチ、ベネズエラ）で流行が見られ、数十人が亡くなっています。

　鼻腔や咽頭の粘膜に偽膜を作ります。その偽膜は血白球、フィブリン、ジフテリア菌（粘膜上皮細胞上で純培養状に増殖）でできていて、剥がれると出血します（血性鼻汁）。ジフテリア菌はグラム陽性桿菌で、大きさは中等度、一端が棍棒状に膨れているのが特徴です。ヒトへの病原性は局所（偽膜）で増殖しつつ、大量の毒素を産生することで発揮されます。具体的には偽膜による気道閉塞（→窒息）、毒素が全身に回ることによる心筋障害（→心筋炎）、神経障害（運動神経中心）などを来し、死亡率は5〜10％と言われています。日本ではお目にかかることはまずないですが、グローバル化が進むと持ち込み、もしくは流行地での感染はありえますね。

百日咳

　百日咳は咳を主体とする気管支炎です。通常 6〜10 週間（≒百日）と、とても長い期間にわたり症状が持続します。ただし、曝露量、ワクチンによる免疫の程度、年齢、抗菌薬内服の有無によって症状の程度は異なります。年長小児や成人では、軽い場合は咳が続く感冒程度のこともあり、このような場合は臨床的に疑うことがなかなか困難で、診断されるまでに時間がかかり、その間に感染を拡げる可能性があります。

　最初はカタル期と呼ばれる風邪症状で始まり、（本来なら症状が改善す

るべき時期の）カタル期後半くらいから特徴的な咳嗽が見られます。咳は夜に強くなります。「スタッカート」と呼ばれる息継ぎができないくらい連続した発作性の咳と、その後の「ウープ」と呼ばれる吸気時のあえぎ呼吸（吸気性笛声）が特徴です。そして咳込み後の嘔吐が続きます。「咳して、あえいで、嘔吐」で、まともな親御さんなら病院に駆け込み、「何とかしてください」と言うでしょう。年齢が低いほど重症で、特に生後6か月未満で感染すると脳症や肺炎・肺高血圧などの合併症により重症化し、生後2か月未満では致死率は高いです（1%）。また、乳児では無呼吸などで発症することがあり、赤ちゃんにと（T）って、と（T）っても、と（T）ても（3Tな）怖い感染症です。

　百日咳菌を含むワクチン（百日咳菌含有ワクチン）の予防効果は高いのですが、定期接種は生後3か月から開始となっていて、重症化しやすい時期である生後2か月未満には接種できません。ではどうしたらよいか。一つは妊娠中に母親に接種することで母親の発症を予防すること、そして母親からの移行抗体で赤ちゃんを守るという方策です。これはまだ日本では広く認知されていないですが、諸外国では積極的になされて効果も出ています。もう一つは、赤ちゃんの感染はほとんどすべて家族からです。ですので、特に同居家族がワクチンを接種することで赤ちゃんを守る、という方策もあります。これらの方策は赤ちゃんを蚕に例え、蚕を守る繭のイメージで「コクーン（cocoon）：繭」戦略という素敵なネーミングもされています。

　ワクチンによるコクーン戦略がなくても、赤ちゃんを今すぐ守る方法があります。まず、咳をしている人は赤ちゃんに近づかないこと、授乳やお世話などでどうしても必要なら診断を受けマスクを着用すること、そして何より赤ちゃんに触る前にはしっかり手を洗うことです。これはお兄ちゃんやお姉ちゃんにもやってもらいましょう。ワクチンも手洗いも「思いやり」です。思いやりを家庭で教育するとても良い機会だと思います。

　百日咳の単独ワクチンはありません。3種混合ワクチン（DPT）か4種

混合ワクチン（DPT-IPV）として同時に接種することになります。今の無細胞百日咳ワクチン（日本で開発、1981年より導入）になり、生後3か月から接種するようになったのは、1988年からです。2000年に入ってしばらくすると、成人百日咳の報告が増えてきました。恐らくワクチン効果が切れてきたため（抗体価の自然低下）と考えられています。無細胞百日咳ワクチンはやはり5年程度（〜10年）しか感染予防効果を示さないかもしれないので、感染者が多くなる小学校入学前や思春期での追加接種が望まれています。日本小児科学会も就学前と11〜12歳での3種混合ワクチンの任意での追加接種を推奨しています。

・早期保育など集団生活に入るのが早い場合はできるだけ早く接種しましょう。

・過去に百日咳に感染していても、接種した方が免疫効果は長続きします。副反応が強くなることはないです。

破傷風

　世界中（もちろん日本にも）の土壌にいるグラム陽性桿菌の偏性嫌気性菌（酸素があると生きていけない菌）で、特に動物の糞尿に汚染されている土壌に多いです。家の中にももちろんいます。芽胞を産生するので、しぶとく環境中に存在します。トリビアですが、ヒトだけではなくウマにも自然感染します（だからウマ血清があるのか！）。酸素のない環境でないと育ちませんので、傷がない限り環境からの感染は成立しません。でも、大きな傷だけではなく、本人の自覚がないほどの小さな傷でも感染が成立することもあります。局所感染した破傷風菌が増殖し、破傷風菌が産生する神経毒（トキソイド）によって神経系を中心とした病原性を発揮します。開口障害などの筋肉のスパスムを特徴とする疾患です。トキソイドが全身に回ることで全身性の筋スパスムや自律神経症状も来します。

　世界では100万人単位で罹患していました。またその約半数が、破傷風菌に汚染された刃物（はさみなど）による臍帯処理で感染した新生児です。

2015年には破傷風により34,019人が死亡しています。破傷風トキソイドワクチンのおかげでどんどん減少しています。日本では定期接種が1968年からですので、1968年以前に出生した方の防御抗体は低いか、もしくはないです。まだ年間100人単位で患者が発生しています。外傷すると救急室で、破傷風含有ワクチンの接種歴と傷の程度で、グロブリンやトキソイドを打たれることがあります。1968年以前に生まれた方は、いつどこで外傷するかわかりませんので、渡航、アウトドア、被災地ボランティアなどの前は基礎免疫2回＋追加免疫1回で免疫をつけておくとよいかと思います。

ポリオ

ポリオウイルスはピコルナウイルス科エンテロウイルス属に属しています。ピコ（pico）とは小さいという意で、30nm弱の球形で、1本鎖RNAゲノム（プラス鎖）からなり、エンベロープは持ちません。1、2、3の3つの血清型があります。宿主はヒトのみ（まれにチンパンジー）です。

ポリオウイルスという名は、ポリオという疾患名から来ています。すなわち病理学的な用語で、「急性の灰白随炎」の意味です。腸管から侵入したポリオウイルスは、ウイルス血症を経て、特に脊髄前角・延髄の運動神経細胞（下位モーターニューロン）に感染し、その細胞を破壊し、その神経が支配する骨格筋に弛緩性麻痺を生じます。このような病態を「急性弛緩性麻痺」と言います。急に下半身が動かなくなり、大半に麻痺の後遺症が残ります。再重症例では延髄を傷害し、呼吸筋麻痺になります。怖いです。もちろん全例でこのような経過をたどるわけではありません。全く症状が出ないのが70％、軽い感冒様症状が20〜30％、1〜5％が無菌性髄膜炎様症状、0.1〜0.2％でいわゆるポリオ（急性灰白髄炎）を来します。

典型的な経過は、潜伏期6〜20日の後に1〜10日間の前駆症状が見られ、その後、急性弛緩性麻痺が出現します。小児では前駆症状は2相性で、発熱、咽頭痛などの軽い症状が出現して1〜3（7）日の無症状期を経て、筋症状（筋肉痛、筋れん縮）が出現すると言われています。麻痺は近位筋優

位で、左右非対称です。後遺症が残り、治療薬はありません。だからワクチンを打つ必要性があります。日本では 40 年近くポリオは流行していません。

② どんなワクチン？ 特に注意することは？

　現在、日本の子どもたちはポリオ、ジフテリア、百日咳、破傷風毒素を混ぜた混合ワクチン（4種混合ワクチン：4混：DPT-IPV）として接種しています。

ポリオ単独ワクチン

　不活化ポリオワクチンにはもともと、生ワクチンのウイルスであるセービン株（日本オリジナル）由来の不活化ワクチンとソーク株由来の不活化ワクチンの2種類があります。混在していますが、交差免疫性もあり、どちらを打っても途中で変えても原則問題はないでしょう。4種混合でもセービン株由来とソーク株由来のものがありますが、考え方は一緒です。

　日本小児科学会は抗体価が減衰するとされる学童期前に5回目の単独ポリオワクチン接種（3種混合ワクチンに加えて）を推奨しています（任意接種）。

2種混合ワクチン（DT）

　2種混合ワクチンとはジフテリア破傷風混合トキソイドワクチンのことです。ここでは、2種混合の DT（沈降型 DT トキソイド）と破傷風トキソイド単独の T（沈降型 T トキソイド）について記載します。

　DT を第2期（11～12歳）に接種すると、約3割に局所反応（発赤、腫脹、硬結）があります。

　破傷風トキソイド単独ワクチンである T 単独では、ほとんど有害事象はないようですが、何回も怪我をして何回も打っていると、局所の腫れが強くなるとも言われています。

4 種混合ワクチン（DPT-IPV）

　今の標準は 4 種混合ワクチンです。メーカーとポリオワクチン株によっ
て含まれるワクチン成分が少しずつ異なります。ポリオ発生の心配がない
日本においてはどのメーカーを選んでも不利益はありませんし、互換性は
あると考えて大丈夫です。百日咳の罹患歴があっても百日咳含有ワクチン
は接種可能です（2008 年、添付文書改訂）。

メーカーによる DPT 成分量の違い

	百日咳菌防御抗原 （単位）	ジフテリアトキソイド （Lf）	破傷風トキソイド （Lf）
阪大微研 （テトラビック）	4 以上	≦ 15.0	≦ 2.5
KM バイオロジクス （クアトロバック®）	4 以上	≦ 16.7	≦ 6.7
第一三共 （スクエアキッズ®）	4 以上	≦ 15.0	≦ 2.5

株によるポリオ成分と成分量の違い

	ポリオ 1 型（DU）		ポリオ 2 型（DU）		ポリオ 3 型（DU）	
	LSc,2ab 株 （ワクチン株）	Mahoney 株 （野生株）	P712,Ch, 2a 株 （ワクチン株）	MEF-1 （野生株）	Leon, 12a₁b 株 （ワクチン株）	Saukett 株 （野生株）
セービン株*	1.5		50		50	
ソーク株**		40		8		32

DU：D 抗原単位
＊阪大微研、KM バイオロジクス　　＊＊ 第一三共

　副反応は、局所反応と全身反応（発熱）で、おおむね翌日までに出現し
ます。初回の 1 回目、2 回目に発熱が 10% 弱に生じますが、その後の 3 回
目以降はほとんどなくなります。局所反応は 5〜10% 程度で 1〜4 回目ま

でいつでも起こります。重要なのは 2 日目以降にはほとんどないことです。それ以降であれば、ワクチン以外の可能性を考えます（発熱精査が必要）。

③ どうやって打つ？接種スケジュールの実際

2 種混合ワクチン（DT）

DT は 2 期接種（11 歳〜12 歳頃が標準接種）で追加免疫とします。中学校に入る前ですね。＋百日咳対策として DPT で代用することも可能ですが、2021 年現在、任意接種となります。

T は破傷風トキソイド単独ワクチンです。外傷時（曝露後）に接種されます。大まかには以下の表のように救急医や外科医が接種を判断します。

破傷風トキソイド単独ワクチン接種

	清潔かつ小さな傷	←以外の傷
破傷風ワクチンの接種歴が 3 回未満、もしくは不明	打つ	打つ ※一緒に破傷風免疫グロブリンも
破傷風ワクチンの接種歴が 3 回、もしくはそれ以上	破傷風ワクチンの接種が 10 年以上あいていれば打つ	破傷風ワクチンの接種が 5 年以上あいていれば打つ

いつ打ったかの記録があるとよい。

四種混合ワクチン（DPT-IPV）

定期接種として第 1 期（生後 3 か月以降 90 か月未満）に 4 回接種します。百日咳のことを考えると、なるべく早く接種するのがよいです。初回は 3 回を 21 日以上あけて、第 1 期追加は初回 3 回目終了後から 12〜18 か月後に接種します。

④ その他

2混（DT）、3混（DTP）、4混（DTP ＋ IPV）の違い

2混（DT）：定期接種第2期に11〜13歳で接種するもの

3混（DTP）：4混（DTP ＋ IPV）第1期接種（3回＋1回）後に、学童期、思春期の百日咳発症予防を目的に5回目、6回目として接種することが推奨されているもの（ただし任意接種）

4混（DTP ＋ IPV）：基礎免疫として重要な第1期初回接種（定期接種）ワクチン

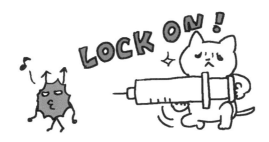

6 BCG

生 ワクチン	結核は大人の感染症。子どもはBCGを打っている。その頑張りに報いてほしい

有効性	重要性 （自然感染すると）	安全性 （副反応など）
• 発症予防効果：髄膜炎・粟粒結核64〜78％、肺結核52〜74％ • 日本では年間300人近くの小児結核発症を防いでいる。 • BCG接種が適切に行われれば、接種しなかった場合の4分の1くらいに結核の発病を抑える（添付文書より）。	• 典型的には肺結核で、呼吸器症状＋慢性の消耗性疾患 • 低年齢者と高齢者は肺外結核が多くなる。 • 若者の結核は輸入感染症の要素がある者	• 反応性リンパ節炎1％ • 化膿性リンパ節炎0.02％ • BCG骨髄炎が年間10例前後、日本で発生している。

- 感染経路：空気感染
- 潜伏期：通常半年〜2年（初期結核後、数十年後に症状が出現するパターンがある）
- 感染力（R0：基本再生産数）：高蔓延国3〜4、低蔓延国＜1
- 感染症法：2類感染症（全数報告、直ちに届出）
- 学校保健安全法：第二種感染症に定められており、病状により学校医その他の医師において感染のおそれがないと認めるまで出席停止。ほかにも、濃厚接触（特に家族）や流行地への渡航などで学校医が必要と判断した場合に出席停止。

小児結核は極めて少ないですが、BCG接種が続いています。時々、BCGの副反応でツライ思いをする子どもがいます。成人での流行を抑えることはBCGが中止できる条件です。大人の方々へ、結核の早期発見、確実な治療をお願いします。

・　・　・

① どんな病原体？　どんな病気？　なぜワクチンを打たねばならない？

結核菌は細菌です。増殖が遅く、一般的な培地には生えないです。2～10μm×0.3～0.6μmの桿菌です。WHOの報告書によりますと、結核は世界10大死因の一つで、2017年には1,000万人が罹患し、130万人が死亡しています。日本は結核患者の少なくない国（中蔓延国）ですが、年々減ってきています（500～1,000人、7%/年のペースで減）。2019年の新登録結核患者数は14,460人で、死亡数は2,088人でした。保健所を中心とした世界最強クラスの公衆衛生チームの成果です。とは言え、まだ年間1万人強が高齢者を中心に発病しますので、大人から子どもへいつ感染するかわかりません。でも、子どもの発病数は年間50人弱で、極めて患者が少ないです（超がつく低蔓延国）。なぜ少ないかには諸説ありますが、本書はワクチンの参考書ですので、「BCGのお陰だと思います」と言い切っておきます。

結核の最大の特徴として「空気感染」がガチで証明されていて、それだけがほぼメインの感染経路です。接触感染はまずないと思ってよいです。結核を疑ったらN95マスクで診察しましょう。結核の臨床像は、いろいろ理屈をこねればなんぼでも複雑になりますが、ざっくり言うと「大人は肺、子どもは肺外」がフォーカスです。

肺結核発病防止におけるBCGのエビデンスは弱いですが、子どもの肺外結核、特に乳児期の粟粒結核や髄膜炎を防止する効果は良好です。乳児が大人から感染して、重症結核にかかるのを防ぐ。これが最大の意義です。予防効果は世界中で評価され、肺結核発症を52～74%予防し、髄膜炎や

粟粒結核を 64〜78% 予防するというデータがあります。

② どんなワクチン？ 特に注意することは？

　いわゆる「ハンコ注射」、スタンプ式の経皮注射法です。1954 年から継続されている方法です。

　副反応で代表的なものは、リンパ節腫脹（ほとんど腋窩）です。だいたい 200 人接種して 1 人くらいです。時に腋窩以外の鎖骨窩や側頸部にも出現したり、複数個腫れたりします。1,000 人に 1 人くらい皮膚に穿孔することもあります。化膿以外は原則的に治療不要です。経過をしっかり観察しましょう。あとは皮疹と骨髄炎があります。多発する BCG 骨髄炎を見たら小児科的にはメンデル遺伝型マイコバクテリウム易感染症（MSMD）を疑うのが定石です。しかし、私は BCG 骨髄炎を 10 例近く経験していますが、MSMD の患者さんを見たことがないです。有名とリアルは違いますね。あとは有名な反応として、コッホ現象があります。これはコラムに書かせていただきました。

③ どうやって打つ？ 接種スケジュールの実際

　定期接種として、現在は標準的には生後 6 か月〜8 か月に接種します。病気などで接種できなかった場合は 2 歳まで定期接種として認められています。

Column

コッホ現象は BCG より前

　BCG は実は菌の名前です。名前の由来は開発者の頭文字です。C は Albert Calmetto さん（アルバート・カルメット、1863〜1933 年）、G は Camille Gueruin さん（カミーユ・ギラン、1872〜1961 年）です。お二人ともフランス人の細菌学者です。なお B は Bacillus（桿菌）です。ですので、カルメットさんとギランさんの桿菌という意味です。彼らは牛に感染する結核菌を、胆汁を含む培地で培養と植え継ぎを繰り返し（継代培養）、ついに弱毒化に成功しました。大変しぶとい研究で、1908 年から 1921 年までの 13 年間かけて成功しました。やはり研究は忍耐ですね！

　コッホ現象のコッホとは、かの有名な細菌学者ロベルト・コッホさん（1843〜1910 年）です。コッホさんが 1882 年に報告した現象だから「コッホ現象」ということです。

　コッホ現象は、BCG を打つ前に、すでに結核に罹患していると、BCG による局所反応が極めて早期に（典型的には 3 日目に）、しかも強く出ます（針穴部分がじゅくじゅくし、発赤が強く出ます）。最終的には自然治癒するものですが、患者さんは結核感染の可能性が疑われますので、小児科医を受診する必要性があります。

　さて、ここから不思議です。コッホ現象が報告された 1882 年はカルメットさん 19 歳とギランさん 10 歳で、そもそも BCG が完成したのが 1921 年です。そうなんです、コッホ現象は現代では BCG ワクチンによる有害事象（副反応というより強い反応）とされていますが、もともとは「結核は初感染と再感染を比較すると、再感染の方が初感染に比べて、早く強く反応が出る」という病態を説明していただけなんですね。コッホさんは結核菌を発見し、結核菌と闘い続けた細菌学者です（1905 年にノーベル賞受賞）。おそらく結核に対するワクチンの必要性を痛切に感じていらっしゃったことでしょう。

　しかしながら、カルメットさんとギランさんたちの BCG 菌の開発研究が始まったほぼ直後の 1910 年に、コッホさんは 67 歳で亡くなっています。BCG 菌研究のことはひょっとしたらご存じだったのかも。

7 麻疹・風疹混合（MR）ワクチン

MR 生ワクチン 麻疹ワクチン
人類を守る最強ワクチン

有効性	重要性 （自然感染すると）	安全性 （副反応など）
• ワクチンで患者99%以上減少（米国） • 抗体価上昇率（128以上）1回97.4%、2回98.5% • 曝露後72時間以内であればワクチン接種で感染防止	• 最強の感染力（R_0 は12～18。外来ですれ違うだけで感染） • 5歳未満死亡原因の4%（2000～2003年） • 合併症は少なくなく、5歳未満（中耳炎・肺炎）と20歳以上で多い。 • 脳炎・肺炎で健常者も重症化、死亡 • 修飾麻疹は難しい。	• 自閉スペクトラム症は関係ない。 • 発熱（接種5～10日目）が多く、1回目で16.7% • ワクチン株は他人に感染させない。 • 生ワクチンなので、妊婦、免疫抑制状態は原則接種しない。

- 感染経路：感染性小滴への直接接触や、それよりは少ないが空気感染によって拡がる。
- 潜伏期：通常8～12日
  - ＊家庭内感染事例の研究では、平均14日間の発症間隔で、7～21日の幅があった。
- 感染力（R0：基本再生産数）：12～18。通常は発疹出現4日前から4日後まで感染性を有している。
- 感染症法：5類感染症（全数報告、直ちに〔24時間以内〕届出）
- 学校保健安全法：出席停止は解熱後3日を経過するまで

ワクチンヒストリア 麻疹輸出国（20万人／年強罹患）
2006年MRワクチン導入、全数登録
2008年第3期・4期接種 → 2015年3月27日
日本の麻疹排除認定

今は麻疹輸入国。渡航帰りの発熱・発疹は「麻疹かも！」と疑って注意しましょう。

MR 生ワクチン

風疹ワクチン
次世代を守る超重要ワクチン（CRS 防止）

有効性	重要性（自然感染すると）	安全性（副反応など）
• ワクチンで患者 99% 以上減少（米国） • 1 回接種で 90% に臨床的有効性が得られる。 • 接種後抗体陽転率 97.8〜100%	• 穏やかな臨床症状（発熱、発疹、リンパ節腫大） • 不顕性感染が最大約半分。気付かずに感染を広める可能性あり • 一過性で発疹に気付かない男性も • CRS、世代を超える感染症	• 単独では、生ワクチンとしての発疹（5%）、発熱（5〜15%）、リンパ節腫大（軽度だが頻度不明）がありえる。 • 7〜21 日目に関節痛（0.5%、思春期） • MR ワクチンとして同様に初回で発熱がある。

- ●感染経路：飛沫・接触感染
- ●潜伏期：通常 16〜18 日（14〜21 日）
- ●感染力（R0：基本再生産数）：6〜7。一般的には発疹出現数日前から感染力あり。発疹が出現して 7 日後まで飛沫感染対策を実施する。
- ●感染症法：5 類感染症（全数把握対象疾患）。疑えば直ちに（24 時間以内）届出が必要
- ●学校保健安全法：出席停止は発疹が消失するまで

ワクチンヒストリア

1962 年（昭和 37 年）4 月 2 日から 1979 年（昭和 54 年）4 月 1 日生まれの男性は 1 回も風疹ワクチン打っていない（風疹感受性者である可能性が高い）

無に泣く（6279）世代男性
↓
MR ワクチンを打ちましょう！

妊婦さんには（生）ワクチンが打てない→周囲のみんながワクチン

近年は麻疹同様に、海外からの持ち込み例が見られます（輸入感染症）。

① どんな病原体？　どんな病気？
なぜワクチンを打たねばならない？

麻疹

　麻疹は、パラミクソウイルス科モルビリウイルス属に属し、エンベロープを持つ RNA ウイルスで、自然宿主はヒトです。伝染力の強さは地球上に存在する微生物では最高ランクで、とてもとても怖い感染症です。同じ部屋にいるだけで、（免疫がなければ）90％感染します。発熱、発疹（皮疹と粘膜疹）を主症状とし、中耳炎、気管支肺炎、クループなど気道合併症のほかに、脳炎が 1,000 例に 1 例程度発生します。特に免疫不全者（白血病、HIV 患者など）、栄養失調の小児（発展途上国などでビタミン A 欠乏）、妊婦では死亡率が高いです。

風疹

　トガウイルス科ルビウイルス属に属する直径 60〜70nm の一本鎖 RNA ウイルスです。エンベロープがあります。血清学的に亜型はない単一のウイルスですが、遺伝子型は 13 あります（E1 蛋白質の遺伝子解析を行う）。先天性感染と後天性感染（生まれてから）で全く臨床症状が変わります。

後天性

　不顕性感染は少なくなく（25〜50％）、発症しても一言で言えば「穏やかな」急性熱性発疹性感染症で、①微熱、②全身性リンパ節腫大と③全身性紅斑性斑状丘疹を特徴とします。「3 日はしか」と称されることもあります。成人で発症すると、血小板減少、関節炎、脳炎を認め、成人発症の方が重症であることは、麻疹、ムンプス、水痘と同様です。

先天性

　世代を超える感染症です。妊娠初期に妊婦が罹患すると、流産、胎児死亡、そして先天性風疹症候群（congenital rubella syndrome；CRS）を起

CRS を起こす確率

妊娠 12 週まで	85%
妊娠 13 週〜16 週	50%
妊娠 17 週〜28 週	25%

こすことがあります。CRS は、ほとんど症状がない軽症例から、重篤な先天異常（眼、心臓、神経）を来すものまであります。出生時からブルーベリーマフィン様発疹という特徴的な発疹を認めます。

　治療薬がなく、合併症も少なくありません。そして何より免疫のない妊婦さんに感染させると CRS という重篤な疾患を赤ちゃんにもたらすことになります（世代を超えた感染症）。不顕性感染もあるため、無症状や軽症な患者が感染源となりえます。また生ワクチンのため、妊婦さんには接種できないです。周囲が予防接種することで、集団免疫を高め（集団免疫閾値 83〜85％が必要）、妊婦さんや赤ちゃんを守るために、予防接種が極めて重要です。

② どんなワクチン？ 特に注意することは？（MR ワクチン）

　生ワクチンで、日本では麻疹－風疹（MR）の組み合わせワクチンです。海外では麻疹－ムンプス（おたふく風邪）－風疹（MMR）や麻疹－ムンプス－風疹－水痘（MMRV）の組み合わせワクチンもあります。

　麻疹ワクチンは 1 回接種のみでは 2〜5％の割合で十分な免疫が得られませんが、2 回接種すると免疫獲得率は 97〜99％以上となります。2 回接種は必須です。なお、ワクチン接種によりワクチン株を排泄して他人へ感染させる心配はありません。

副反応

　注意するべきは発熱です。正確には 6.4〜16.1％ですが（予防接種後健康状況調査集計報告書）、10 人に 1 人くらいが、おおよそ接種 1 週間後に発熱し、1 日（最大 3 日）で解熱するというイメージです。2 回目は 1 回

目よりずっと少なくなります（1.8〜6.4％）。発疹も1%程度に認めますが、まれなものです。

要注意者

　基本、麻疹ワクチンに特有な要注意者はないと考えてよいです。過去に過敏反応、ワクチン含有成分（ゼラチン）へのアナフィラキシーを生じた場合はアレルギー専門医に相談するなどは、他のワクチンと同様です。また免疫不全者への生ワクチン接種禁忌（接種不適当者）も他の生ワクチンと同様です。

　けいれんの既往やてんかんの家族歴がある児は、接種後に熱性けいれんのリスクが少し増加します。リスク期間は接種後5〜12日間です。

③ どうやって打つ? 接種スケジュールの実際

　日本小児科学会は1歳時と小学校入学前1年間（5〜7歳）に接種することを推奨しています。最年少では生後6か月から接種可能です。ですが、これは接種回数には含めませんので、もう一度1歳を超えたら再接種しましょう。最短の接種間隔は28日間です。

　麻疹は曝露後72時間以内に麻疹含有ワクチンを接種することで、一部感染防止あるいは軽症化でき、拡大防止が期待できます。対象はワクチン未接種者や1回接種者の（禁忌がない）すべての人です。一方、風疹ではその効果は証明されていないです。

④ その他、重要事項

　「修飾麻疹」はワクチンを打った後に麻疹にかかることです。典型的麻疹と修飾麻疹の割合はわが国では半々くらいです。修飾麻疹はおおむね軽症で、麻疹に典型的な症状である結膜炎、咳、鼻汁もなく、時に発熱もないこともあります。よくある誤診は、発熱と発疹で受診したら、風邪に出された薬に対する薬疹と診断されたものの、実際は麻疹だったというパターンです。修飾麻疹にも感染力があると考えます。だから2回接種は必須です。

column 厚生労働省の渾身のダジャレ

　厚生労働省とは日本の医療行政を担う省庁で、いわば私の親方のような存在です。時に会議などで呼ばれ（突然呼び出され）、さまざまな有り難いご指導（お叱り）をいただける有り難い部署です。厚労省には私の知り合い（医師）もたくさん働いています。彼らは「働き方改革」を担う省庁職員とは思えないくらい、ハードに長時間労働しています。厚労省は対象外なのでしょうか。

　さて厚労省はたくさんの医療・健康関連の啓発ポスターを作っています。働き過ぎてネジが飛んでしまっているのか、非常に面白いダジャレポスターがあります。紹介させてください。

　ちょっと古いですが、「麻しんがゼロ」のポスターのイメージにマジンガーZ、「AMR（抗微生物薬耐性）対策」のポスターのイメージにアムロ・レイ（機動戦士ガンダム）が採用されています。マジンガーZは1972年に放送開始され、機動戦士ガンダムは1979年に放送開始の人気テレビ番組でした。

　デザイン性も良く素晴らしいのでよく講演で利用するのですが、正直オーディエンスの反応は芳しくないです。ちょっと年代が古すぎることと女性はほとんど興味がないようで、まったく反応がありません。新型コロナウイルスに関しては執筆時点（2021年3月）ではこのようなダジャレ系ポスターはなさそうですが、期待しています。

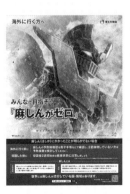

厚生労働省「麻しんがゼロ」啓発ポスター

8 おたふく風邪ワクチン

生ワクチン 難聴患者さんの叫びが聞こえないのか？いまだ任意接種

有効性	重要性 （自然感染すると）	安全性 （副反応など）
• 99%患者減少（米国） • 1回接種で78%（49〜92%）、2回接種で88%（66〜95%）患者減少 • 抗体価上昇率90〜95%（初回接種） • 家族内二次感染防御（発病阻止）について算定したワクチンの予防効果率は94.3%（添付文書より）	• 疾患診断の難しさ（1/3が無症状、耳下腺炎の原因はムンプス以外にも無数ある） • 難聴や無菌性髄膜炎という重大な合併症 • 多様な合併症（成人＞小児）	• 耳下腺腫脹（接種20日目）0.22% • 無菌性髄膜炎（接種後中央値21日）0.1/100,000 • いずれもムンプス自然感染よりはるかに低い。

- 感染経路：飛沫感染
- 潜伏期：通常 16〜18 日（12〜25 日）
- 唾液からのウイルスは、耳下腺腫脹の7日前から腫脹8日後まで
- 感染力（R0：基本再生産数）：11〜14
- 感染症法：5類感染症（小児科指定医療機関による定点観測、週単位で報告）
- 学校保健安全法：出席停止は耳下腺、顎下腺または舌下腺の腫脹が発現した後 5日を経過し、かつ全身状態が良好になるまで

　今はまだ任意ワクチン。でも日本小児科学会は以下の間隔で推奨しています。打ち時は①1歳時、②小学校入学前。

① どんな病原体？　どんな病気？
　なぜワクチンを打たねばならない？

　ムンプスウイルスはパラミクソウイルス科（ファミリー）の RNA ウイルスです。唾液腺、特に耳下腺に感染し、単独または複数の唾液腺に炎症を起こします。自然感染すると最もキツイ症状は無菌性髄膜炎による頭痛です。

　ムンプスウイルスのやっかいなところは、約 1/3 程度で「無症状」な点です。発症者を隔離すれば感染が抑えられるわけではないのです。さらに難しいのは、耳下腺腫脹はムンプスウイルス以外でも起こりえるということです。これは過去の病歴で「流行性耳下腺炎既往あり」が信じられないことですね。

　そしてカラダのさまざまな組織に炎症を起こします。有名なのは睾丸炎でかなり腫れてビックリしますが、実際、不妊に至ることはないようです。

自然感染の症状とワクチンの合併症

臨床症状	自然感染（%）	ワクチン（%）
腺組織		
耳下腺腫脹	60〜70	3
顎下腺腫脹	10	0.5
睾丸炎	20〜40	ほとんどなし
卵巣炎	5	ほとんどなし
膵炎	4	ほとんどなし
神経組織		
髄液細胞増多症	50	不明
無菌性髄膜炎	1〜10	0.1〜0.01
ムンプス脳炎	0.02〜0.3	0.0004
ムンプス難聴	0.01〜0.5	不明
その他		
腎機能低下	30	不明
心電図異常	5〜15	不明

［国立感染症研究所. おたふくかぜワクチンに関するファクトシート（平成 22 年 7 月 7 日版）より］

あと膵炎、乳腺炎、脳炎、心筋炎など、合併症のオンパレードです。特に成人が発症すると合併症が多いです。ムンプスウイルスは胎盤を通過しますが、母子感染での先天異常はないとされます（風疹との違い）。最悪な合併症は難聴（感音性）です。頻度は 1/1,000～1/200 程度と言われていますが、不可逆性で、一度合併すると QOL が下がります。ワクチンの合併症で難聴はありません。ワクチン 1 本で防ぐことのできる難聴です。任意接種であることが惜しいです。

② どんなワクチン？ 特に注意することは？

生ワクチンです。接種不適当者は MR ワクチン、水痘ワクチンなどと同じです（妊婦、免疫不全者、グロブリン投与後は注意）。

生ワクチンですので、接種してムンプス様症状は出ますが、すべて軽症ですし、他人に感染させることもありません。

③ どうやって打つ？ 接種スケジュールの実際

1 回接種で 78％（49～92％）、2 回接種で 88％（66～95％）患者が減少します（Jeryl-Lynn 株の市販後調査）。

日本小児科学会は 1 歳時と小学校入学前 1 年間（5～7 歳）に接種することが理想と述べています。最年少は生後 6 か月から接種可能です。ただし、これは接種回数には含めません。最短の接種間隔は 28 日間です。3 回以上接種しても問題ないです。むしろ免疫減衰の可能性があるので、3 回目を思春期・青年期に勧める場合もあります（近くでアウトブレイクがあった場合など）。

日本の製剤では曝露後のワクチン効果はありません（ですが、Jeryl-Lynn 株を含む MMR ワクチンでは可能性があります）。

Column

おたふく風邪ワクチンが聴こえていないのか

　ムンプス、別名おたふく風邪は名前がとても可愛いです。しかし、さまざまな合併症と後遺症を来す感染症で、そのあり方は全然可愛くないです。特に自然感染に伴う永久難聴の頻度は高く、小児で 1/1,000 です。ムンプス難聴になると、音の方向が把握できない、騒がしい中での聞き取りが困難、ちょっとしたおしゃべりについていけないなど、その後の人間関係のストレスとなり、本人も保護者も苦しみます。成人では耳鳴り・めまいの症状も強く、うつになることもあります。このような重篤な後遺症を高い頻度で残す感染症ですが、これも生ワクチン 1 本（2 本が望ましい）で予防できます。

　おたふく風邪ワクチンは 1980 年に本邦で販売承認されました。販売後 40 年以上経過していますが、いまだに任意接種扱いです。経済協力開発機構（OECD）加盟 34 か国中、おたふく風邪ワクチンが定期接種になっていない国は日本だけです。

　このような日本の状況を指摘（糾弾）するべく、小児感染症領域では大変権威のある雑誌 The Pediatric Infectious Disease Journal に 2009 年、世界のワクチン界の権威である Stanley Plotkin 先生が Commentary を発表されました ［Plotkin SA. Pediatr Infect Dis J. 2009;28(3):176］。タイトルは "Is Japan deaf to mumps vaccination?" で、「ムンプスで難聴になる」と「日本ではおたふく風邪ワクチンという存在に気づいていない（≒聴こえていない）」をかけたアイロニカルなコメントをされています。痛烈です。しかし 2009 年から 12 年経過しています。いまだに日本のワクチン政策に関わる権威には聴こえていないようです。聴こえているけど、気づいていないのでしょうか。それとも気づいていないふりをしているのでしょうか。

9 水痘ワクチン

生ワクチン

日本人（高橋先生）が開発！
米国承認 1995 年で日本に逆輸入された
世界が認めたワクチン

有効性	重要性 （自然感染すると）	安全性 （副反応など）
・ワクチン導入で97%減少（米国） ・免疫原性：76〜85%（1回目）、100%（2回目） ・帯状疱疹ワクチン（任意接種）は90%の発症予防効果	・伝染力が強い。 ・健常者でも高熱と全身水疱を来し、皮膚二次感染する。 ・免疫不全者では内臓水痘（出血性水痘）になり重症化する。 ・成人は重症で死亡することもある。 ・将来の帯状疱疹の原因	・3〜5%に全身性の水痘様発疹 ・重症副反応（アナフィラキシーなど）は10万接種当たり0.1〜0.3

- 感染経路：飛沫・接触感染、空気感染。発疹出現前からすべての水疱が痂皮化するまで感染性を有している。
- 潜伏期：通常 14〜16 日（10〜21 日）
- 感染力（R0：基本再生産数）：8〜10（麻疹が 12〜18）
- 感染症法：5 類感染症（小児科指定医療機関による定点観測、直ちに届出）
- 学校保健安全法：すべての発疹が痂皮化するまで出席停止

　麻疹に次いで感染力が強く、小児を代表する疾患でしたが、今は日本では入院するのは成人が圧倒的に多いです。成人で未罹患もしくは2回接種未では接種をご検討ください。帯状疱疹も感染のリスクになります。大人から乳児に拡げてしまう可能性があります。自然感染した成人は、50歳以上で水痘生ワクチンか帯状疱疹ワクチンを接種しましょう。

● ● ●

① どんな病原体？　どんな病気？　なぜワクチンを打たねばならない？

　Varicella-zoster virus（VZV）はヘルペスウイルス科 α ウイルス亜科の二本鎖 DNA ウイルスです。ヘルペスウイルスの遺伝子が大きいですが、VZV ゲノムサイズはヒトヘルペスウイルスの中では最小（約125kbp）です。でも、小さくても巨人です。α ウイルス亜科の仲間（兄貴分）に単純ヘルペスウイルス（HSV）がいます。HSV は150kbp と VZV よりやや大きいです。どちらもヒトにのみ感染します。

　「小さくても巨人」の理由として、非常に強い感染力があります。2014年に定期接種になる前は、年間100万人以上が国内で水痘にかかっていました。そして感染者の大半（90％）は子どもでした。強い感染力から接触感染対策に加えて、空気感染対策まで必要なります。実際、小児病棟ではかつて何度もアウトブレイクを起こして病棟閉鎖などになり、昔の小児感染症専門医は苦労していました（遠い目）。

　典型的な臨床症状は発熱、倦怠感で始まり、発疹が頭部から体幹・四肢へ拡がります。発疹はかゆく（カチリ軟膏をよく処方していました）、拡がりが早いため（時間単位）、紅斑・丘疹・水疱などのさまざまなステージの皮疹が同時に多発的に出現します。数日すると痂皮化していきますが、その後4日間は新しい発疹が次々に現れます。平均的な発疹の数は250〜500個です。50個未満を軽症、500個以上を重症と定義します。500個以上あるとさすがにしんどいのか、入院加療になることが多いです。水疱の中には大量のウイルスがいます（触るな危険！です）。

成人で初感染するとより重症で、肺炎や中枢神経症状を合併する頻度も高いです。免疫不全者では重症化し、生命を脅かします。

　VZVは初感染の後、脊髄後根神経節や三叉神経に潜伏しています。ある時、何かをきっかけに、1～3カ所の感覚神経領域に限定した集簇する水疱が出現します。痛みやかゆみを伴うことが多いです。高齢者、免疫不全者に多いですが、小児には少ないです。

　水痘ワクチンは1974年に高橋理明先生によって、岡少年の水疱から分離されたVZVを使って開発されました。OKA株と言って、世界中で安全なワクチンとして使われています。岡さんは今どんな大人になっているのでしょうか。私は1972年生まれですので、ほぼ同年代かちょっと年上でしょうか。世界中で使用され、発病防止だけではなく、重症化防止、その結果、医療コスト減少といったエビデンスの多い素晴らしい日本発のワクチンです。

② どんなワクチン？ 特に注意することは？

水痘・帯状疱疹ウイルスワクチン

　水痘・帯状疱疹ウイルスワクチンは弱毒化生ワクチンです。免疫獲得率は1回ではやや弱く76～85％で、2回接種でほぼ100％になります。ほかの生ワクチンに比較しても有害事象は少ないです。ほかの生ワクチン同様に、軽く発症することがあります。発疹が通常5～26日後に出現します。この発疹は接触感染する可能性がありますが、空気感染はしません。

　水痘感受性者の曝露後予防はワクチンで可能です。接触72時間以内（最大120時間以内）に有効である可能性があります。

　生ワクチンですので、MRなどと同じく、免疫不全者、妊婦さんは実際にワクチン株に感染・発症し、重篤化しますので接種不適当者です。

帯状疱疹ワクチン

　不活化ワクチンで、ウイルス表面タンパクの一部を抗原とした組換えワクチンです。

　帯状疱疹の予防効果は高く、90％以上とされます。しかし値段も高いです（2回接種で5万円くらい）。執筆時50歳直前の自分なら、帯状疱疹予防に生ワクチンか不活化ワクチンのどちらを使うか迷います。

　帯状疱疹予防における2種類のワクチンの使い分けですが、ぶっちゃけどちらでもよいと思います。新しいもの好きの方は帯状疱疹ワクチンを、古い方が安心という方は水痘生ワクチンを接種してください。ただし、免疫不全（免疫抑制状態を含む）があれば不活化である帯状疱疹ワクチンのみ接種可能です。

③ どうやって打つ？ 接種スケジュールの実際

水痘・帯状疱疹ウイルスワクチン

　推奨される標準的接種スケジュールは、1回目を1歳になったらすぐ、2回目は半年から1年（最短3か月）です。

帯状疱疹ワクチン

　2～6か月の間隔をあけて2回筋注します。

10 日本脳炎ワクチン

不活化
ワクチン

頻度は少なくても治療法なき重症な脳炎！ワクチンで予防したい

有効性	重要性 （自然感染すると）	安全性 （副反応など）
• 発症者年間数人レベル ⇨ 10人未満（日本） • 中和抗体（1：10以上） は、第2期接種後の 20代で70〜90%あり	• 世界的には年間3万人 感染 • ほとんどは不顕性感染 • 急な発熱・頭痛で発症 • 髄膜炎症状、意識障害 など脳炎症状（1,000 人に1人） • 脳炎を発症したら30% 死亡	• ADEMとの関連が否定 できない。 • マウス脳由来ワクチン は、2009年から乾燥 細胞培養ワクチンに変 更された。

- 感染経路：媒介蚊による感染
- 潜伏期：通常6〜16日
- 感染力（R0：基本再生産数）：不明
- 感染症法：4類感染症（直ちに届出）
- 学校保健安全法：出席停止については記載なし

　コガタアカイエカは夏の夜の家蚊です。国内では定期接種は推奨通りに3〜4歳スタートでよいでしょう。生後6か月からの接種は高いリスクがあれば考慮します。

① どんな病原体？　どんな病気？
　なぜワクチンを打たねばならない？

　日本脳炎は英語でも Japanese encephalitis、ジャパニーズ エンセファ
ライティス（脳炎）で、「日本の脳炎って感染症でっせ」というまんまの
名前です。ウイルスの名前も「日本脳炎ウイルス」と、まんまです。昔は
日本の風土病だったからでしょうか。年間の発症率は、1960 年代くらい
は 1,000 人前後、以降 1980 年代くらいまでは 100 人弱、それ以降、現代
までは 10 人前後と徐々にコントロールされつつある感染症です。しかし、
感染者の 100～1,000 人が重症な髄膜脳炎、脊髄炎という中枢神経感染症
になり、致死率は 20～40％と高いです。治療薬がなく、発症すると致死
率が高いため、ワクチンが必要です。

　媒介するのはコガタアカイエカという、夏の夜に吸血する夜這いが好き
な蚊です。このイエカちゃんが吸血時に、感染というか保菌というかウイ
ルスを持っているブタやイノシシ（増幅動物と言います）からヒトに日本
脳炎ウイルスを持ち込みます（ヒトは終宿主）。養豚場があったり、水田
や沼や池がある自然あふれる場所での夏休みの夜は感染リスクが高いです
ね。日本同様に水田が多く、気候も似ているアジアのほとんどの国で流行
しています（アジアン エンセファライティスに名前を変えられないので
しょうか）。世界的には年間 3 万人が感染しています。

② どんなワクチン？ 特に注意することは？

　不活化ワクチン（乾燥細胞培養ワクチン；2009 年から導入された新ワ
クチン）で、ほかの不活化ワクチンと同程度の副反応であり、接種要注意
者も同様です。

　第 3 期接種後に急性散在性脳脊髄炎（AEDM）を発症した小児がいた
こと、そして我が国で長く用いられた「マウスの脳由来ワクチン（旧ワク
チン）」との関係が否定できないことより、2005 年から積極的勧奨を行わ

なくなり、第3期接種（14～16歳）もなくなりました。2009年に新ワクチンが発売されて、2010年から積極的推奨に戻りました。1995年4月2日～2007年10月1日生まれや2007年4月2日～2009年10月1日生まれの方は、4回接種が終わっていないなら、条件が合えば定期接種での接種が可能になります。読者の皆さんの身近にいらっしゃれば、役場にご相談ください。

③ どうやって打つ？ 接種スケジュールの実際

4回接種です。

第1期：最初の2回を4週間隔で

第1期追加：2回目より1年後

  ＊ここまで生後6か月以降90か月未満で終了

  ＊標準的には第1期を3歳、第1期追加を4歳、第2期を9歳（忘れやすいのが欠点）

  ＊生後6か月～3歳までは0.25mL（それ以降は0.5mL）。間違えやすいので注意！

第2期：9～13歳

生後6か月での接種は特殊事情を考慮してよいと個人的には思っています。特殊事情とは、アジアの農地にお父さんの都合で転勤、近くで日本脳炎患者が出た（地域流行）、などでしょうか。日本小児科学会は「日本脳炎流行地域に渡航・滞在する小児、最近、日本脳炎患者が発生した地域・ブタの日本脳炎抗体保有率が高い地域に居住する小児に対しては、生後6か月から日本脳炎ワクチンの接種を開始することが推奨されます」としています。かかりつけ医とご相談ですね。

11 ヒトパピローマウイルス (HPV) ワクチン

不活化ワクチン

マザーキラーガン（子宮頸がん）を防ぐ定期接種ワクチン

有効性

- 2価・4価とも本質的に有効性に差はない。
- 持続感染予防効果：94.5〜100%
- 前がん病変予防効果：（CIN3以上は）100%
- 4価ワクチンは尖圭コンジローマを73〜98%予防

重要性（自然感染すると）

- 一般女性の生涯感染率は70%を超える。
- HPV感染は子宮頸がんだけではなく、外陰がん、肛門がん、口腔がん、喉咽頭がんの原因になる。
- 外陰部のHPVがお産のときに新生児に感染すると、再発性呼吸器乳頭腫症（RRP）を引き起こす。

安全性（副反応など）

- 80〜90%が痛みを訴える。
- 10万接種当たり、失神0.9、アナフィラキシー0.1
- 接種後の慢性疼痛、運動障害は、ワクチンを接種していない同年齢の小児において同程度起こっている（12〜18歳の女子では10万人当たり20.4人あるという）。

ワクチンヒストリア
- 世界では2006年、日本では2009年から接種開始
- 2013年6月に積極的接種勧奨を中止、2021年2月現在継続

- 感染経路：性行為感染症、接触感染
- 潜伏期：通常は年単位（上皮内がん発症まで1〜5年、子宮頸がん発症まで10〜20年）
- 感染力（R0：基本再生産数）：不明
- 感染症法：記載なし
- 学校保健安全法：記載なし

禁止されているわけではないので、打ってもいいなと思っている女子や男子が打っても全然いいんですよ。

● ● ●

① どんな病原体？　どんな病気？ なぜワクチンを打たねばならない？

　HPV ワクチンについて語ることは困難です。まずは私の立場というか立ち位置を明確にします。私は小児科医であり、子宮頸がんの患者さんを診療したことがありませんので、がん予防ワクチンとして、その疾患の予防に寄与するかを水痘や麻疹などに比べてリアルに実感したことはありません。ただし感染症の専門家として、ウイルス・ワクチン免疫学における理論、疫学研究によって証明された有用性、社会的な有効性については勉強して理解しています。一方で、HPV ワクチンの積極的勧奨が中止された諸事情に詳しくもなく、利害関係もありません。すなわち、そこそこ中立的な立場で「ねころんで」読む人たち（≒そんなに強い関心もない方）向けに、わかっていることと問題になっていることについて、からりとお話ししていきますね。

　新型コロナウイルス流行までは、特定の感染症である HPV が政治、社会、人間心理、権利などの法律、さらには陰謀論にまで広がり、まるで HPV ワクチンは腫れ物に触るがごとくの扱いであったかと思います。これらに関して、私見を3つだけ申します。まず、新型コロナウイルスと HPV の2つのウイルスを比較するのが適切かわかりませんが、20〜30代の女性の命を選択的に奪っているのは後者であることは間違いないです。2つめは、ジェンダー問題とは言いすぎですが、なぜ女性だけが打たねばならないのでしょうか。定期接種として感染症から国民を守ることが目的であれば、性行為で感染する感染症ですので、行為者として半分の責任がある男性にも接種するべきではないでしょうか。ただし男性には適応がありません。3つめは、そもそも論ですが、ワクチンは制度があるから打つ

のではなく、個人がそのリスク（罹患、副反応）や必要性を自分で考えて接種するものです。HPV は性行為をしなければ感染しないので、本当にしないならワクチンも不要です。なんとなく「世界標準」という言葉だけで医学的知見を得やすい、政策決定者などの特権的な立場の方々がぐいぐい強制するような流れにはなってほしくないですし、一方で陰謀論とか、「迷っている・考えていない・躊躇している」他者に自分の考えを押しつけるようなことにも大反対です。普通のワクチンとして普通に語りたい。これが私の意見です。

　さて、ほかのワクチンと同様に、普通に病気について語りましょう。

　HPV は子宮頸がんを代表に、喉頭がん、外陰部がん、腟がん、陰茎がん、肛門がんなど、皮膚・粘膜上皮の発がんに関与しているウイルスです。また性感染症である尖圭コンジローマは良性の疣贅（いぼ）の原因にもなり、出産時に赤ちゃんが産道感染すると、再発性呼吸器乳頭腫症（RRP）という難治性の気道腫瘍となります。感染したすべての HPV が上皮細胞を発がんさせるのではありませんが、自然軽快できず持続感染した結果、年間 1 万人近くの女性が子宮頸がんになり、年間 3,000 人弱が死亡していますので、HPV の感染を予防することでがんを防ぐことができるのであれば、重要度は高いと考えます。特に若い人のがんですので、予防できることに越したことはありません。現在、2 価（16 型、18 型）と 4 価（6、11、16、18 型）のワクチンが定期接種となっていますが、いずれも接種により抗体価は十分に上昇します。子宮頸部の上皮内がんと上皮内腺がんの予防効果は 90% 以上あり、予防効果も 6 年以上と有効性も疫学的に証明されています。

② どんなワクチン？ 特に注意することは？

　ウイルス様粒子（virus-like particle；VLP）を主成分とした不活化ワクチンです。ウイルス「様」であり、ウイルスの遺伝子は含まれません。

　初めての性交渉を経験する前に接種することがお勧めですが、すでに感

染していても、ほかの型にも有効ですので、接種していただけます。

　副反応では、国内治験では局所反応（接種部位の疼痛、発赤、腫脹）が80〜90％と多いワクチンです。また迷走神経反射（失神→転倒）の事例もあり、接種前に過緊張しない安心できるような丁寧な説明やムードづくり、安全に接種できるような体制づくりが肝要です。

　HPVワクチン接種後に生じる複合性局所疼痛症候群（CRPS）や運動障害を中心とした「多様な症状」の報告があり、2013年6月から国はHPVワクチンの積極的接種勧奨を中止しています。ワクチン接種前後に生じた不安、恐怖などがきっかけとなり、周囲や社会的環境からの影響が加わり多様な症状が生じたと考えられています。一方で、これらの「多様な症状」の発症頻度は、ワクチン非接種の同年代小児の発症頻度と同じという研究もあり、ワクチン接種との因果関係は薄いというのが疫学専門家の評価です。実際に痛みなどの不快な症状が生じた場合に対応できる「痛みセンター」が都道府県に1カ所以上設置されています。

　なお、2価と4価のワクチン同士の互換性は証明されていませんので、初回に接種したワクチンで完了とします。

③ どうやって打つ？ 接種スケジュールの実際

　筋肉注射（三角筋中央部）で1回0.5mL、合計3回接種します。海外では2回接種という国も多いです。12〜16歳が接種対象ですが、2価は9歳から、4価は10歳から接種可能です。

「優しい」接種の工夫

- ☑ 初回は保護者と一緒に
- ☑ 前回失神したら、最初から臥位で接種
- ☑ 三角筋が嫌な場合、4価ワクチンなら大腿部接種も添付文書上可能
- ☑ 2回接種を是とする。
- ☑ 究極、性行為は特定単独のパートナーとし、そのパートナーに任意接種で接種してもらう。

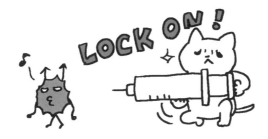

12 インフルエンザワクチン

不活化
ワクチン

一言で言えば、ハイリスク者の「重症化」を防ぐワクチン

有効性	重要性 （自然感染すると）	安全性 （副反応など）
・入院を 30～70％減（高齢者、米国） ・発症 30～40％、入院 50～60％、死亡リスク 80％減少（高齢施設） ・シーズンによるが、10～60％減（小児、米国） ・中和抗体陽転率は 29.4～85.3％（生後 6 か月～3 歳）、50％～88.2％（3 歳～13 歳）（添付文書より）	・「急」なのがインフルエンザ ・急な発熱、急な頭痛、急な関節痛 ・高齢者には命定めの重要な感染症 ・小児は罹患しやすいが、さほど重症化はしない。 ・小児では中耳炎を約 1/3 に合併する（＝耳鏡検査必須）。	・鶏卵の一部を使用しているので、鶏卵や鶏肉にアナフィラキシーの既往があればアレルギー専門医に相談 ・妊婦さんはすべての週数でインフルエンザに罹患すると重症化するので、可能ならシーズン前に接種する。

- 感染経路：飛沫・接触感染
- 潜伏期：通常 2 日（1～4 日）
- 感染力（R0：基本再生産数）：0.34～2.8（年齢や感受性などによって異なる）
- 感染症法：インフルエンザ定点、週単位で届出（「来週月曜に届け出」というイメージ）
- 学校保健安全法：第二種感染症。出席停止は発症後 5 日経過かつ解熱後 2 日間（幼稚園では解熱後 3 日間）

ワクチン株と流行株が一致すれば、有効性は高いワクチンです。特に高齢者、妊婦さん、基礎疾患を有する方には重要なワクチンです。また社会全体での集団免疫で「打てない」人を守ることができます。

● ● ● ●

① どんな病原体？　どんな病気？　なぜワクチンを打たねばならない？

　エンベロープを持つ一本鎖RNAウイルスで、A型、B型、C型の3つの型に大別されます。A型はヘマグルチニン（HA）とノイラミニダーゼ（NA）の2種類の抗原を持ち、それぞれHAに16種類、NAに9種類の亜型があります。これらが毎年（同一亜型の中で）小さく変異することで免疫をかいくぐって流行します。亜型が（別亜型に）大きく変化することでパンデミックを起こすことが知られています。

インフルエンザウイルスパンデミック年表
　　1918年　スペイン風邪 A（H1N1）
　　1957年　アジア風邪 A（H2N2）
　　1968年　香港風邪 A（H3N2）
　　2009年　インフルエンザ 2009 A／H1N1pdm

　現在の季節性と言われるインフルエンザは、A型（H3N2）、A型（H1N1）pdm2009、そしてB型です。パンデミック株がそのまま季節性株として定着したのですね。20世紀から21世紀にかけて4回パンデミックが発生しています。そろそろ次のパンデミックに備えないといけません。
　インフルエンザはインフルエンザウイルスによって起こる呼吸器の感染症で、必ず毎年、主に冬に大流行します。インフルエンザは基本的には他

のウイルス感染症と同様に軽症で自然治癒する病気ですが、普通の風邪とは少し異なる部分があります。突然の高熱から始まり、頭痛・関節痛・悪寒などの全身症状を伴うこと、「普通の風邪よりしんどい、元気のなさ」が目立つこと、鼻汁や咳は発熱2日目以降に出ることが、少し風邪と違うところです。またインフルエンザは、一部の患者さんでは中耳炎、肺炎、心筋炎、脳炎脳症などの合併症を起こして、重症化することもあります。重症化しやすいのは小さな子ども、基礎疾患のある患者さん、高齢者、そして妊婦さんです。

　このようにインフルエンザはちょっと怖い病気ですが、ワクチンで予防できる感染症であることも知っておいてください。

② どんなワクチン？ 特に注意することは？

　65歳以上の高齢者と基礎疾患を有する60〜65歳未満の方には定期接種となっています。ほかは任意接種ですが、基礎疾患を有する方、医療従事者、妊婦さんは優先して接種するべきです。ワクチン株と流行株が一致することが前提ですが、多くの子どもや若年層が接種することで社会での接種率が高まり、集団免疫効果で生後6か月未満の赤ちゃんなどを守ることができます（コクーン戦略）。ワクチンは太陽であり思いやりです。自分が自然治癒するからとか抗ウイルス薬があるからとかではなく、周りを間接的に守る。みんなのために一人ひとりがワクチン接種をする。そんな社会になるとよいですね。

　インフルエンザワクチンの副反応は他の不活化ワクチンと大きく変わりません。ただし、「強い」卵アレルギーのある方には注意が必要です。インフルエンザワクチン製造過程に鶏卵を使用するため、ほんの微量の鶏卵由来のタンパクが含まれます（かなり精製段階で除去されますが）。かつて鶏卵や鶏肉でアナフィラキシーになった方の接種はアレルギー専門医に相談です。むろん、よくあるアレルギーでは接種は（余裕で）可能です。いずれにしても大事なのは、クリニックなどでのアナフィラキシー発生時

の対策です。

③ どうやって打つ? 接種スケジュールの実際

　年齢によって投与量と投与間隔が変わります。

・**生後 6 か月以上 3 歳未満**：0.25mL、2 回（原則 4 週あけて）

・**3 歳以上 13 歳未満**：0.5mL、2 回（原則 4 週あけて）

・**13 歳以上**：0.5mL、1 または 2 回（原則 4 週あけて）

　WHO（世界保健機関）や米国では、生後 6 か月〜8 歳まで（9 歳未満）が初めて接種を受ける場合は 2 回接種ですが、翌年からは毎年 1 回の接種を続けるよう勧めています。9 歳以上は初年度から毎年 1 回接種だそうです。接種回数に関してはかかりつけ医とご相談ください。

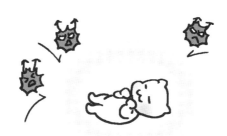

13 髄膜炎菌ワクチン

不活化ワクチン 昔の日本にはたくさんいた。今は少ない。でも国際化が進めば、重要になってくるワクチン

有効性	重要性 （自然感染すると）	安全性 （副反応など）
• 臨床治験による抗体保有率100%（2〜55歳、結合型ワクチン）	• 発症例は少ないが、実際発症するとかなり重篤な敗血症や髄膜炎に至る。 • 敗血症での死亡率は30%超え	• 疼痛などの局所反応は4〜48%、全身倦怠感などの全身反応は3〜60%と比較的多い。 • ジフテリアトキソイドが成分に含まれているので、ジフテリア含有ワクチンよってアナフィラキシーを呈した場合は使用できない。

● 感染経路：飛沫・接触感染
● 潜伏期：通常4日（1〜10日）
● 感染力（R0：基本再生産数）：不明
● 感染症法：5類感染症（全数報告、直ちに届出）
● 学校保健安全法：症状により感染の恐れがないと判断されるまで出席停止（通常、適切な抗菌薬投与後24時間で感染の恐れはなくなる）。

　侵襲性髄膜炎菌感染症（IMD）疫学のキーワードはグローバル化と集団生活（密）です。COVID-19に似ていなくもないです。今は少なくても、かつてもありましたし、今後増加することを予想しつつ、今リスクのある方（無脾症候群など）、リスク行為が存在する方（寮生活、海外留学）は接種を検討してもよいでしょう。

① どんな病原体？　どんな病気？
　なぜワクチンを打たねばならない？

　グラム陰性双球菌です。グラム陰性と言えば桿菌ですし、球菌と言えば肺炎球菌を代表とするグラム陽性菌ですので、グラム陰性と球菌の組み合わせは珍しく、覚えるべき菌です（あとはモラキセラと淋菌）。ルックスは可愛いのですが、感染症屋や救急・集中治療系の先生からは恐れられている菌です。侵襲性髄膜炎菌感染症（IMD）を起こすと、一気に敗血症性ショックに至ります。また髄膜炎も発症し、致死率が30〜50％程度になるからです。

　日本ではかつて年間1,000人以上の流行がありましたが、現在は年間10〜20例程度とまれです。しかし世界各地、特に中東やアフリカでは流行しています。いつでも持ち込まれる可能性がある、インバウンドが原因となる輸入感染症です。また特に北米に留学する場合は、条件として本ワクチンの接種が義務づけられることがあります。欧米では思春期などの若年層に感染者が多く、寮やクラブ活動での流行が懸念されるためです。いずれにしても早期対応が困難で致死率も高いため、罹患リスクの高い方はワクチン接種が推奨されます。

② どんなワクチン？　特に注意することは？

　不活化ワクチンで、任意接種です。ターゲットとなる血清型はA、C、Y、Wです。日本で少なくないB型はカバーしていません。副反応として局所反応が多く（疼痛30％）、また倦怠感や筋肉痛などの全身反応も少なくありません。体調万全で接種したいですね。また因果関係は不明ですが、ギランバレー症候群のリスクが高まる可能性が示唆されているため、ギランバレー症候群の既往のある方は接種要注意者です（これはあえて問診しないと引き出せない情報ですね）。

　なお、海外にはB型をカバーする製剤や免疫誘導・記憶されやすい結

合型ワクチンがあります。まだワクチンギャップがありますね。

③ どうやって打つ？ 接種スケジュールの実際

　日本では 2 歳から 55 歳までに 1 回接種（理由はいずれも、日本での治験にその年齢が対象になっていないため）。筋注です。ちなみに米国では生後 9 か月から接種可能です（まだワクチンギャップありますね）。

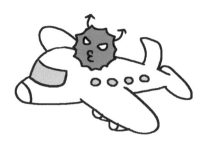

14 新型コロナウイルス mRNA ワクチン

ワープスピードワクチン。今後、世界に行きわたるか？ 人類の賢明さが問われる

有効性

- RCT：発症予防効果の有効性95％（ファイザー社）、94.1％（モデルナ社）
- 日本人における免疫原性あり（ファイザー社）（添付文書より）
- 血中幾何平均抗体価（GMT）：524.5（プラセボ10.6）
- 幾何平均上昇倍率（GMFR）：51.5（プラセボ1.1）

重要性
（自然感染すると）

- おおよそ半分が無症状に近い、20％が非軽症、2％が死亡
- 無症候期（発症2日目）から感染性が高い。
- 感染対策が困難で世界流行した＠2020〜。

安全性
（副反応など）

- 局所反応：注射部位疼痛、軽度＋中等度で88％
- 全身反応1回目：発熱18％、疲労45％、頭痛35％
- 全身反応2回目：発熱37％、疲労66％、頭痛46％

（日本の治験データ）

- ●感染経路：飛沫・接触感染、空気感染
- ●潜伏期：通常5〜6日（1〜12.5日）
- ●感染力（R0：基本再生産数）：2〜3
- ●感染症法：2類感染症相当の指定感染症
- ●学校保健安全法：児童が新型コロナウイルスに感染したと判明した、または児童が感染者の濃厚接触者に特定された場合、学校保健安全法第19条の規定に則り、出席停止の措置をとる。また、児童ならびに同居の家族に発熱などの風邪の症状が見られる場合にも、同条に基づく出席停止の措置が必要。

世界中（の先進国）でワクチン接種が始まっています。真のゲームチェンジャーになるには、発展途上国でのワクチン接種が重要です。ワクチン外交やワクチンナショナリズムという言葉もあります。世界が平和であるために、この感染症とワクチンがどのように使われるのか、この感染症パンデミックが終わっても注視していかねばなりません。

● ● ●

① どんな病原体？　どんな病気？　なぜワクチンを打たねばならない？

　新型コロナウイルスは、2019 年 12 月から 2021 年にかけて世界中に蔓延した急性呼吸感染症ウイルスで、エンベロープを持つ一本鎖 RNA ウイルスです。感染対策を一番やっかいにしているのが、無症候に近い軽症者が 8 割いること（無症候が 4 割）、発症前にすでに強い感染力があるということです。咳エチケットや症状者隔離などの有症状者対策では不十分で、気がつけば感染が拡がっています。特に全国各地の医療機関、高齢者施設などで小規模集団感染（クラスター）が発生しました。高齢者の死亡リスクは 20 歳前後と比べて 100 倍近く高く、高齢者には死のウイルスです。全体では真の意味での入院を要する（＝酸素投与を要する）患者は 2 割近くで、おおよそ 2% くらいの症例致死率であり、感染性はインフルエンザほぼ同格ですが、重症度は比較になりません。

　2020 年 1 月下旬にウイルスの全ゲノム解析の結果が公表され、世界中でワクチン開発が一気に進みました。最も早く臨床治験が進み、承認されたのが mRNA ワクチン（ファイザー社、モデルナ社）です。

② どんなワクチン？ 特に注意することは？

　mRNA が封入された脂肪のカプセル（LNP という）が筋肉内に投与されます。筋肉細胞、樹状細胞に mRNA が取り込まれ、新型コロナウイルスのスパイク蛋白が合成され、抗原提示を受け、リンパ球に免疫が記憶されます。ウイルスのごくごく一部を使っているので、生ワクチンというよ

り不活化ワクチンに近いイメージです。1回目からやや局所反応が強く、2回目には発熱などの全身症状が見られるのが難点ですが、発症予防効果は95%と効果が超高いワクチンです。感染予防効果は2021年2月の段階では評価されていません。

③ どうやって打つ？ 接種スケジュールの実際

筋肉注射します。3週間あけて2回接種します（推奨日の4日前〜42日後までは接種可能で有効と見なす、とされています）。

「打ちました！」

2021年4月19日に私は新型コロナウイルスワクチン（ファイザー社、コミナティ®）を接種しました。

筋肉注射でした。事前にトレーニングされた医師による接種で、手技もスムーズでした。インフルエンザウイルスワクチンなどの皮下注射に比べて、接種時のヒリヒリするような痛みは全くなく、むしろ「あれっ、もう終わり？」という印象でした。

同日深夜頃から（接種後12時間後くらいから）接種された部位の三角筋に鈍痛が出現しました。翌日はその鈍痛がずっと続いて、日課のランニングや腕立て伏せは休止しました。

翌々日は全く痛みもなく、平常です。

筋注は全然痛くないですよ〜。

以上、接種現場からの報告でした。

●引用・参考文献一覧

・藤岡雅司編．予防接種マネジメント．東京，中山書店，2013．
・国立感染症研究所感染症疫学センター．予防接種における間違いを防ぐために（2021年3月 改 訂 版）．https://www.niid.go.jp/niid/images/vaccine/machigai-boushi-2021_03.pdf
・児玉和彦．"予防接種の基本のキ"．症状でひらめく こどものコモンディジーズ．大阪，メディカ出版，2018，51-5．
・ユーラ・ビス．子どもができて考えた，ワクチンと命のこと．東京，柏書房，2018．
・予防接種ガイドライン等検討委員会．予防接種必携令和2年度（2020）．東京，予防接種リサーチセンター，2020．
・小児の臓器移植および免疫不全状態における予防接種ガイドライン作成委員会．日本小児感染症学会監修．小児の臓器移植および免疫不全状態における予防接種ガイドライン（追補版）．2020年10月14日．http://www.jspid.jp/pub/sguideline/zouki_tsuiho.pdf
・Teng CL, et al. The accuracy of mother's touch to detect fever in children: a systematic review. J Trop Pediatr. 2008;54(1):70-3.
・Myers MG, Pineda D. Do Vaccines Cause That?!: A Guide for Evaluating Vaccine Safety Concerns. Galveston, Immunizations for Public Health, 2008.
・笠井正志．ワクチンは義務か権利か．レシピプラス．18（4），2019．
・MacDonald NE. Vaccine hesitancy: Definition, scope and determinants. Vaccine. 2015;33(34):4161-4.
・American Academy of Pediatrics Committee on Infectious Diseases. Red Book: 2018-2021 Report of the Committee on Infectious Diseases. 31st ed. Itasca, American Academy of Pediatrics, 2018.
・岡部信彦監修．最新感染症ガイド R-Book2018-2021．東京，日本小児医事出版，2019．
・de Figueiredo A, et al. Mapping global trends in vaccine confidence and investigating barriers to vaccine uptake: a large-scale retrospective temporal modelling study. Lancet. 2020;396(10255):898-908.
・Siebert JN, et al. Influence of anesthesia on immune responses and its effect on vaccination in children: review of evidence. Paediatr Anaesth.

2007;17(5):410-20.

・Short JA, et al. Immunization and anesthesia - an international survey. Paediatr Anaesth. 2006;16(5):514-22.

・近利雄, 三島伸介. トラベル＆グローバルメディスン：渡航前から帰国後・インバウンドまで. 東京, 南山堂, 2017.

・日本産科婦人科学会. 産婦人科診療ガイドライン産科編2020. 東京, 日本産科婦人科学会, 2020.

・American College of Obstetricians and Gynecologists. The Flu Vaccine and Pregnancy. https://www.acog.org/womens-health/faqs/the-flu-vaccine-and-pregnancy

・日本環境感染学会ワクチン委員会. 一般社団法人日本環境感染学会 医療関係者のためのワクチンガイドライン 第3版. 日本環境感染学会雑誌. 35（Suppl Ⅱ）, 2000.

・厚生労働省健康局結核感染症課. 抗微生物薬適正使用の手引き 第二版. 2019年12月5日. https://www.mhlw.go.jp/content/10900000/000573655.pdf

・日本小児科学会予防接種・感染症対策委員会. ロタウイルスワクチンのEDチューブや胃瘻管を介した接種に関する提言. 2020年10月25日. http://www.jpeds.or.jp/uploads/files/20201028_ED_tube.pdf

・国立感染症研究所. おたふくかぜワクチンに関するファクトシート（平成22年7月7日版）. https://www.mhlw.go.jp/stf2/shingi2/2r9852000000bx23-att/2r9852000000bybc.pdf

・Plotkin SA. Commentary: Is Japan deaf to mumps vaccination? Pediatr Infect Dis J. 2009;28(3):176.

・岡部信彦, 多屋馨子. 予防接種に関するQ&A. 第20版. 日本ワクチン産業協会, 2020. http://www.wakutin.or.jp/medical/pdf/qa_2020.pdf

・吉田眞一ほか編. 戸田新細菌学. 第34版. 東京, 南山堂, 2013.

不自然だけど自然

　ワクチン接種とは、子ども、そして代弁者である親（被接種者）からすれば、生まれて早々の可愛い子どもに痛い注射をさせられることです。「本当に安全なの？」「怖い」「でも必要」。その葛藤を心から理解する力がワクチンを接種する側（接種者）には必要です。

　ワクチンは100％ではありません。100％安全でも100％有効でもありません。にもかかわらず行う医療行為が、予防接種です。

　では、なぜワクチンを打つのか。それは子どもが少しでも健康になるためです。そして今より少しでも良い未来の社会を創るためです。

　なぜワクチンを打つことが未来創りに関係しているのでしょうか。それは、ワクチンは「他者への愛と配慮」だからです。肉体的負担と不安という心理的負担を乗り越えワクチンを打つことで、自分だけではなく、自分より弱いかもしれない未知の他者を守ることができます。ややパターナリズムですが、自分のことだけを考える社会より、他者への配慮が自然になされる社会が望ましいと思っています。

　個人の特性や政治信条・宗教信条によるのではなく、自然に他者に配慮できる、それが予防接種です。今を生きる人々、これから生まれくる子どもたちのために、ワクチンを打てる人はワクチンを打つことで、大声で愛を叫ばなくても自然に安全な優しい社会を創ることができます。自然で楽ちんなことは良いことです。

　ワクチンは科学的に合成された不自然なものですが、その効果は人間にとって太陽のように自然なものです。そして私たち医療者には、先人が残してくれたこの科学の最大級の恩恵を未来に残していく責務があります。

　未来の子どもたちのために、一緒に予防接種を守っていきましょう。

笠井正志

●著者略歴

笠井正志（かさい まさし）

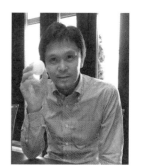

兵庫県立こども病院 感染症内科 部長
一般社団法人こどものみかた 副代表理事
神戸大学医学部小児科 臨床准教授

1998年3月　富山医科薬科大学（現 富山大学）医学部卒業
1998年4月　淀川キリスト教病院 初期研修医
2000年5月　淀川キリスト教病院 小児科 専攻医
2003年5月　千葉県こども病院 麻酔・集中治療科 医員
2004年4月　長野県立こども病院集中治療科 医長
2009年4月　医療法人抱生会丸の内病院 母子医療センター小児科 科長
2011年10月　長野県立こども病院 総合小児科 医監
2013年6月　同 小児集中治療科 副部長
2015年11月　兵庫県立こども病院 感染症内科 科長
2016年4月　同 部長

座右の銘：人間万事塞翁が馬
趣味：読書、時々映画鑑賞

資格・専門医
日本小児科学会小児科専門医・指導医、日本小児感染症学会暫定指導医、Infection Control
Doctor

所属学会
日本小児感染症学会（理事、教育委員会副委員長）、日本環境感染学会（評議員）、日本小児
科学会、ヨーロッパ小児感染症学会、日本臨床微生物学会、日本小児救急医学会ほか

著書
『小児抗菌薬マニュアル』［単著］（日本医学館、2008年）
『小児感染症と抗菌薬のトリセツ』［単著］（金原出版、2012年）
『HAPPY! こどものみかた』［編著］（日本医事新報社、2014年）
『HAPPY! こどものみかた　第2版』［編著］（日本医事新報社、2016年）
『これだけ! 知っておきたいこどもの感染症10×3』［監修］（日本医事新報社、2018年）
『小児症候学89　原著第2版』［監訳］（東京医学社、2018年）
『小児感染症のトリセツREMAKE』［監修］（金原出版、2019年）

ねころんで読めるワクチン
ー知ってるつもりがくつがえる
医療者のためのワクチン学 入門書

2021年6月10日発行　第1版第1刷

著　者　笠井 正志

発行者　長谷川 翔

発行所　株式会社メディカ出版
　　　　〒532-8588
　　　　大阪市淀川区宮原3－4－30
　　　　ニッセイ新大阪ビル16F
　　　　https://www.medica.co.jp/

編集担当　木村有希子
装　　幀　市川 竜
イラスト　藤井昌子
組　　版　株式会社明昌堂
印刷・製本　株式会社シナノ パブリッシング プレス

ISBN978-4-8404-7570-9　　Printed and bound in Japan

当社出版物に関する各種お問い合わせ先（受付時間：平日9：00〜17：00）
●編集内容については、編集局 06-6398-5048
●ご注文・不良品（乱丁・落丁）については、お客様センター 0120-276-591
●付属の CD-ROM、DVD、ダウンロードの動作不具合などについては、
　　　　　　　　　　　　　　　デジタル助っ人サービス 0120-276-592